Contents

目次

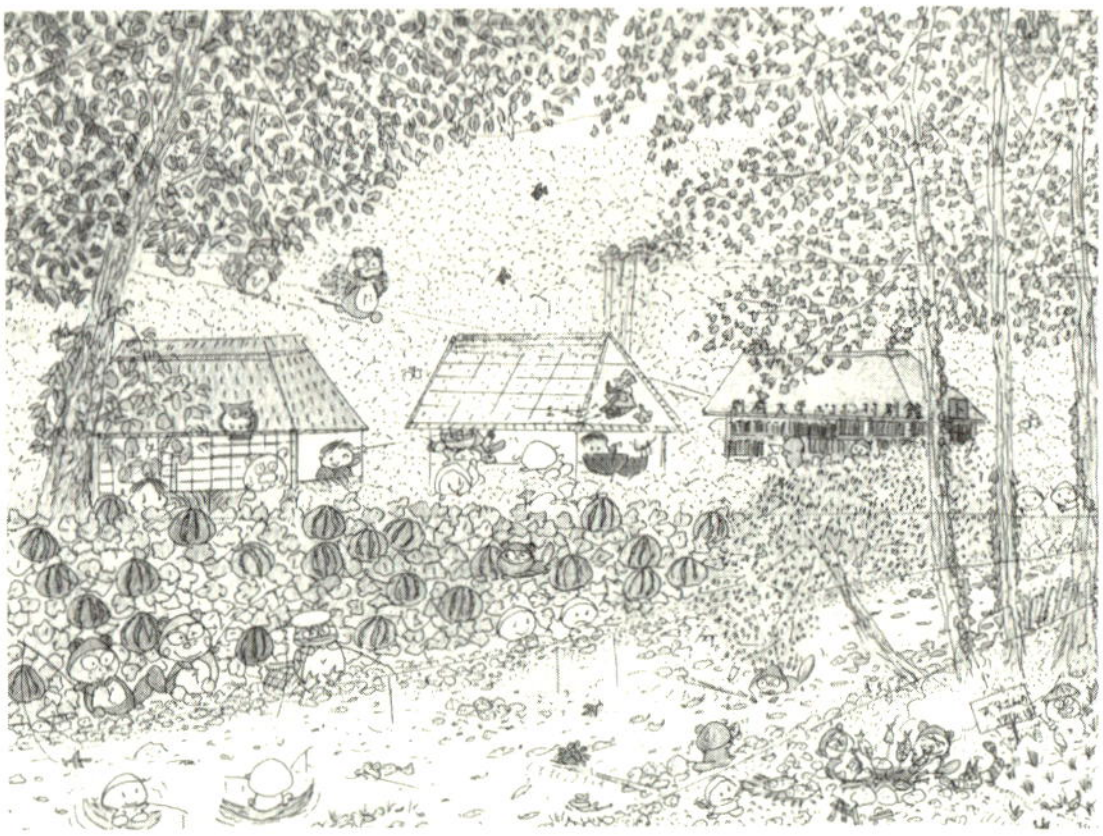

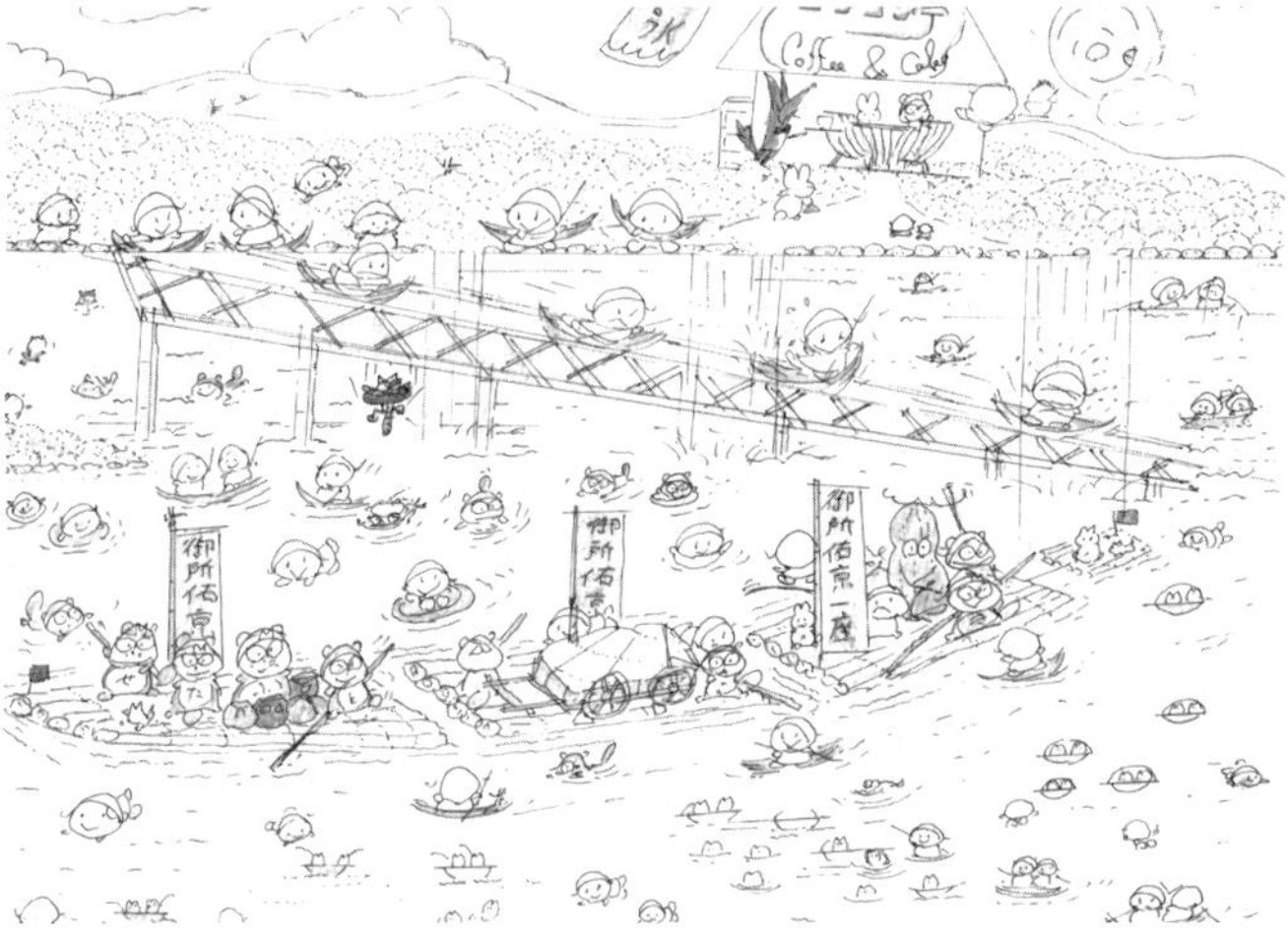

はじめに

「喉元過ぎれば熱さを忘れる」は世間一般、次から次へと訪れる災害、事故など。当事者にならないとその不幸の真実や辛さはわかりません。私たちができることは、せいぜい事実を忘れないように書き留めることぐらいでしょうか。私たちは、忘れてはならないことも多いし、さっさと忘れて前向きに生きていく姿も大切。どうしてこんなことが生じたのか、そのわけ（理由）の真実を明らかにすることも到底できないでしょう。

今回は〝新型コロナウイルス感染症〟に焦点を当てて考えてみましょう。約3年間、世間を騒がせ、あらゆるピンチに陥らせ、感染症に伴うワクチンの問題、半強制的に打たされた過去の辛い思い出、ワクチンの副反応に伴う高熱、咽頭炎、治りにくい副反応。最も不幸なことはワクチンの副反応で他界された方々、ワクチンの有効性に疑問をもちつづけた人々。ワクチンを拒否する、マスクをしない人は反逆者のように周囲からみられた時期。さらには、ワクチンの中にＩＣチップが仕組まれているといううわさが広がったほど世界は混乱しました。真価がわからないまま、ワクチンに対する情報氾濫。しかし、日本政府は早くワクチンを打つように働きかけてきました。

私は、このワクチンを3回受け、いずれも38℃以上の高熱で苦しみ、仕事を1日休みました。医療関係者は、患者さんへ自らの感染をうつしてはならないという義務と使命からエビデンスが明らかでないワクチンを抵抗しないで、受け入れ、予防接種済証を発行してもらい、医療行為を継続しました。

しかし、令和5年7月27日（木）、同僚のナースより、「先

新型コロナウイルスワクチン 予防接種済証（臨時接種）
Certificate of Vaccination for COVID-19

あなたの接種券番号：

3回目	COMIRNATY コミナティ筋注 製造番号:FK0595 最終有効年月日:2022/02/28 製造販売:ファイザー株式会社 BIONTECH Pfizer	氏　名	
接種年月日 年 月　日		住　所	
接種場所		生年月日	
接種場所の記載は不要となりました。			

佐賀県佐賀市長

新型コロナワクチン 1、2 回目接種記録

	1回目	2回目
接種年月日	2021年5月21日	2021年6月11日
メーカー	ファイザー	ファイザー
Lot No.	ET3674	EY0779
接種場所等	接種場所の記載は不要となりました。	接種場所の記載は不要となりました。

※　＊が印字された部分の記録については、別途、当該接種の実施者から発行された接種済証、接種記録書、接種証明書等によって証明されます。

※　万が一、1回目・2回目の接種日等に相違がある場合は、佐賀市接種手続きコールセンター（0952-27-8755）へご連絡ください。

生の咳はいつもと違います」と指摘されました。翌日の7月28日（金）、友人が開業している総合内科を午前の開院と同時に受診。鼻粘膜の奥を数回こすってもらい、その検査結果で、コロナ感染陽性の診断をうけました。翌週火曜日まで自宅安静。診療は翌水曜日から行うように指示されました。このときの、体温の最高値は、39・4℃でした。また、帰郷していた孫の発熱から始まり、娘家族全員と私たち夫婦双方ともコロナ感染陽性でした。感染力がかなり強いウイルスであることを実感しました。解熱鎮痛薬は服用せず、ポカリスエットやアクエリアスをひたすら飲み続けて、不思議に2日後ぐらいから解熱し始めました。

その後、外来患者さんでコロナの治療済の方が多く受診されるようになりました。咽頭部（のどの付近）の痰がへばりついたようになってとれない、物を飲み込むことが困難、咳がとまらないなど、上気道の炎症と思われ、それも長期に続く方（半年以上）が多かったように思います（勿論、個人差はかなりありますが）。

令和5年6月、私が勤務する医院の院長が大腿骨骨折で入院。私は院長代理となり、閉院となる同年12月29日まで、上記のような症状を抱く方とかなり多く出会いましたが、その頃には、コロナの不安は世間的には失われていったと思います。さらに、11月から12月頃には、インフルエンザに罹患された方、両検査が陰性であっても咽頭部の症状を訴える方が混在していました。もう、この頃には、どれでもよいみたいな患者さんがおおくなっており、以前のコロナ恐怖は消えつつありました。

そもそも、ワクチンが臨床治験第3相を通過しないといけないという原則は破られ、緊急事態ゆえに、日本政府がウイルスから国民の命を守るという最大の政策だったのかもしれません（この政策が正しかったたか、どうかわかりませんが、他に具体的な方法がなかったといえるのかもしれません）。

本書では、第1章で、佐賀新聞「診察室から」のコラムを約3年間書き続けた内容を時系列で紹介します。同時に、社会的に重要と思われる事件も並行して記録したいと思います。

第2章では、病院で活躍された感染症の専門家がどのように考え、どのような対応をとられたのかを解説してもらいます。

第3章では、大学の診療所に受診される患者さんの抱く不安や混乱はどうだったのか、どのような方法で感染を拡大させずに、治療を進めてこられたのかを紹介してもらいます。

第4章では、教育の現場、特に大学で生じた問題、それに対してどのような方法で対応して、乗り切ったのか、学生相談の専門家に書いてもらいました。

最後に、総括として私が全体的にまとめてみたいと思います。緊急事態に、どのような問題が生じ、どのような対応が要求されるのか、考えてみます。勿論、何が正しいか、誤っていたか、などを明らかにすることは困難かと思います。新型コロナがなぜ発生したのか、どうして自然に消退しつつあるのか、いろんな仮説があるでしょうが、私はウイルス学者ではありませんので、一臨床家という立場を踏まえて、目でみえる範囲で考えたいと思います。

なお、コロナによって命を奪われた方々、コロナに罹患して現在も副反応や後遺症で苦しんでおられる方々、終わりが見えない様々なコロナ関連の経済的問題など、世界中を震撼させた本問題に対して、一個人として、明かりがみえてくることを祈りつつ、執筆させていただきます。

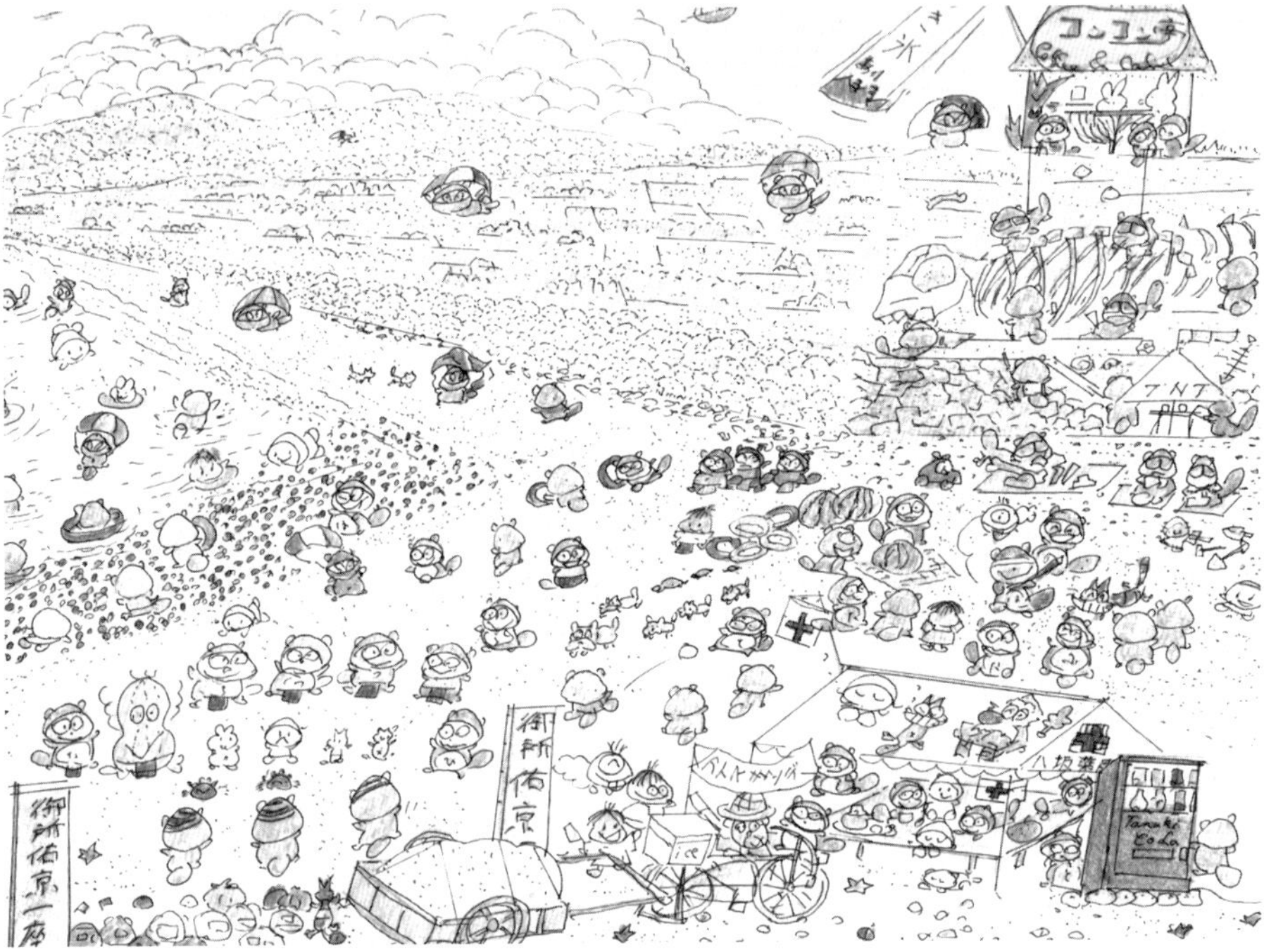

第1章

佐賀新聞「診察室から」と感染症の推移

（佐藤　武）

新型コロナ感染症が新聞紙上に最初に報道されたのは2020年（令和2年）2月上旬でした。横浜港にダイヤモンド・プリンセス号が到着しましたが、乗客が下船できなかったことが大きく取り上げられ、その背景に新型コロナ感染症という重大な問題が明らかとなり、ここから私たちの日常生活に大きな変化をもたらすことになったのでした。

私は、この頃から、情報が過激に報告され、不安を煽られ、生活に混乱をきたしたことに、恐怖を覚えるようになったのです。

本章では、私が担当していた佐賀新聞「診察室から」のテーマをコロナに焦点を当て続けて約3年間書き続けました。その間に報道された重大なニュースを挿入しています。どんなことがどの時期に生じたのか、全体の流れを理解していただけたら幸いです。そして、この間、私は何を表現したかったのかも感じていただければ、と思います。

News!

2020年（令和2年）

2月3日（月）　横浜港にダイヤモンド・プリンセス号到着

2月5日（水）　ダイヤモンド・プリンセス号の集団感染を確認、14日間の船内隔離による検疫開始

■■ 2020年（令和2年）2月22日付 ■■

新型コロナウイルス感染症の報道　情報過多が不安につながる恐れも

80歳の女性の方がクリニックを受診しました。胸が痛いという軽度のうつ状態の方でしたが、新型コロナウイルス肺炎ではないかという不安もみられました。確かに、毎日のように新型コロナウイルス肺炎のニュースが報道されており、全国的にこの問題は深刻になりつつあります。大学でも、前期・後期入試、入学式

などの問題があり、多くの大学で対策委員会が開催されています。私の知らない分野ですが、観光業界をはじめ、企業など、経済や社会に絶大な損害が生じている現状もあります。まだ人類に免疫がないウイルスの拡大、それに伴う高齢者や慢性疾患者で亡くなられた方のニュース。ただ、まだわからないウイルスに関する情報を毎日のように報道し続けると、もともと不安の高い方には、軽微な症状であっても、自分が罹患しているかのような錯覚を起こす可能性があります。

私はメンタルヘルスが専門で、感染症の問題には疎いのですが、以前、うつ病や自殺の問題が特集で取り上げられると、社会への影響は大きく、問題をさらに深刻化させるという論評がありました。そういう社会現象があり、私は患者さんにはあまりうつ病とかその脳機能におけるセロトニン・ノルアドレナリン仮説の問題を詳しく説明しないことにしています。「脳が疲れておられるようですね。よく眠って疲れを取りましょう。休みが最大の治療ですよ」と説明すると、安心されます。「回復にはある程度時間がかかります。必ず時間とともに改善しますよ」と伝えます。

現代は情報化社会。しかし、「知らぬが仏」ということわざもあります。中途半端な知識が社会を不安にさせてしまう可能性があります。大学では専門家が情報満載のホームページを作成しました。それは完璧でした。しかし、ある技術職員がこの情報をホームページに掲載すると、皆さんが不安になるのではと危惧しました。掲載すべきかどうか、私にはわかりません。皆さんは「知は力なり」を信じますか？

News!

2020年（令和2年）2月27日

首相、全国の小中高へ臨時休校要請

同年2月29日、全国での感染拡大を受けて、安倍首相（当時）が全国一斉の臨時休校を要請した。

同年3月2日、大半の学校が休校になり、全国での緊急事態宣言。さらに、その延長により、5月末まで多くの学校が休校せざるを得ない状況に発展した。

同年3月11日　ＷＨＯがパンデミック宣言

同年3月20日　国内感染者数が１０００人を突破

同年3月24日　新型コロナウイルスの世界的流行に伴い、８月か

ら東京都で開催を予定していた東京オリンピック・パラリンピックについて1年程度の延期を決定
同年3月26日　首都圏5都県知事、不要不急の外出自粛要請（5都県：東京・神奈川・埼玉・千葉・山梨）

■■ 2020年（令和2年）3月28日付 ■■

新型コロナウイルスの現状に思う　社会不安が抑うつに発展する恐れも

定年退職前の課長さんが不眠と軽度の抑うつのためにクリニックを受診されました。病歴を聞く中で、これまでのさまざまな悩みや経験を語られ、私に一つ貴重なことを教えてくれました。それは、「女子職員が対応に困っている際、必ずこう答えてあげると安心しますよ。『それと同じようなことは、以前にもありましたよ。こうすれば、大丈夫』と言うのです」と。

今、新型コロナウイルス感染症の社会不安が世界的に拡大しています。残念ながら、今までに経験がない感染症で、適切なアドバイスができず、政府と国民も困っています。社会不安が拡大すると、トイレットペーパーもティッシュペーパーも売り切れてしまいました。どこのスーパーに行ってもすでに「在庫待ち」と掲示されています。

留学生に尋ねてみると、こういう社会情勢になると、中国ではまず食品が売り切れる。世界的に見ると、イタリア、ドイツも日本と同様で、トイレットペーパーがまずなくなるのだろうと議論しましたが、その理由は清潔な国民性によるものでしょうか?

社会不安が拡大すると、社会の秩序も乱れ、全てが悪循環に陥り、全てのイベントが中止に至り、経済も破綻するでしょう。さらに、この状態が持続すると、メンタルクリニックの長年の経験から、不安が抑うつに発展する可能性が高まっていきます。一度、うつ状態・うつ病に陥ると、その回復には1~2年かかります。誰か専門家が「新型コロナウイルス肺炎はインフルエンザとほぼ同じだから、しっかり数日間休養すれば、大丈夫!」と言ってほしい。もう少しの辛抱だと。

News!

2020年（令和2年）3月29日

ザ・ドリフターズのメンバーで。コント王として幅広い層に愛されたコメディアンの志村けんさんが新型コロナウイルス感染症により70歳で死去。この事件は、残念ながら、私たち庶民にコロナの不安と恐怖をさらに広げることになった。

同年4月18日

国内感染者数が１００００人を突破

同年５月７日

厚生労働省、レムデシビルを国内初の治療薬として承認　※特例承認の制度を適用し、申請から３日という異例のスピードで承認

同年５月８日

厚生労働省、ＰＣＲ検査の新たな相談目安を公表

■■ 2020年（令和2年）5月23日付 ■■

新しい時代の到来に適応

感染者の増加を予防するために、緊急事態宣言が4月7日に発令されました。以来、教育機関では、学生および教職員が学校へ来ることを極力控えるように指示され、私も在宅勤務が原則となり（週1日は電話対応や休職中の教職員の関係者面談のために出勤）、毎日自宅でどのような仕事を行ったかを日記に記載して提出することになりました。

悩める方との相談は対面で1人50分くらいかけて話していましたが、それも不可能となり、無力感を覚えました。特に、例年のこの時期は新入生の入学式、全学年の健康診断などの行事とともに、遠方からの学生のホームシックなどの相談を受けることがありましたが、それも不可。講義も会議もインターネットによる遠隔操作での情報交換および提供となり、これまで使ったことがない通信ソフトを使い、ウェブ会議、ウェブ相談などを行っています。対面式のインタビューと異なり、パソコンの画面での診察は相談者の問題をどれだけ理解できるのか不安でした。感染症の脅威から、こういう時代が来るとは予想すらできなかったのです。

しかし、時間の経過とともに、慣れてきました。同時に、悩む方々のアクセスを容易にする目的で、ウェブによる問診、相談、メンタルヘルスチェックなどの新たなシステムの構築を専門家の先生の援助で開発しました。すべて無駄な時間ではなく、将来的に、同じような事態（新型感染症の再来、地震など）が生じても、つながることができるシステムの構築が出来上がり、将来の緊急事態に備えるための契機となったわけです。

外に目を向ければ、市街の食堂が次々にオリジナル弁当を工夫し、販売していました。そして、「三密」を避けるという新しい行動様式への変化。あらゆる方面で「新しい時代の到来」を感じさせます。このような変化に対しても、私たちは「あるがまま」の姿勢で臨めば、自然に問題解決につながるのだなあと痛感した次第です。

News!

2020年（令和2年）6月1日

厚労省、3都府県で約1万人の抗体検査開始（3都府県：東京都、大阪府、宮城県）

新型コロナの影響で倒産した企業、全国で200社に上る

同年6月30日

国内初、大阪のベンチャー企業がワクチン臨床試験開始

■■2020年（令和2年）6月27日付■■

「三密」を控える文化はつらい

これまで文化、社会、経済、人間関係などの発展は、「三密」というシステムによって支えられてきました。三密とは、「密閉」（窓がない、換気が十分できない、などの会議室やホール）、「密集」（人がたくさん集まる、少人数でも近い距離で集まるなど）、「密接」（お互い手が届く距離で会話をし、言葉を掛け合うなど）

を意味します。この三密によって築き上げられた人と人との信頼関係、安心した関係、心地よい関係、群れながら行動することによって、癒やされ、深まり、楽しんだり、リラックスできる場を持つことになり、感情交流を深めてきたと思います。

しかし、この三密関係を控える生活様式は、私たちの生活を大きく変化させようとしています。改めて、感染症とは恐ろしいですね。自由が奪われたような感じ。絶えず何か目に見えない大敵に監視されている気がします。

心の健康（メンタルヘルス）を専門とする私たちの仕事は、対面でお互い日頃のストレスを適度な距離で自由に語り合うことにあります。それができない。同僚との関係（新年会や送別会など）や同業者同士の語り合い（学会など）もすべて中止。どうやって、ストレスを解消したらよいのでしょうか？

5月30日付の佐賀新聞10面「メダカの〝うつ病〟に着目　名古屋大チーム、人への治療薬候補発見」というタイトルに興味を抱きました。健康であれば、群れをつくりながら、集団で一つの方向に進みます。しかし、うつ状態に陥ると、他の個体に興味を示さず、ばらばらに行動するようになっていたそうです。

メダカも人間も同じ。コロナ禍によって、今、私たちは群がることを良しとせず、バラバラにお互いに近寄らないように行動する、まるで「社会がうつ状態に陥っているかのような状況」と思います。早くこの時代から〝卒業〟したいですね。

■■ 2020年(令和2年)7月25日付 ■■

働き方と学習法の改革

これまで、働き方改革(過重労働の改善)が産業保健の分野でかなり議論されてきました。今は、在宅勤務(ワーク)が推奨され、社会システムが根本的に変化しつつあります。例えば、富士通などの大企業は、将来的にすべての業務を在宅勤務にする計画を立案中とのこと。もちろん、業種によって、在宅ではできない業務(病院、警察、運搬・配達、郵便、タクシーなど)は多々あり、今回のコロナ禍で在宅勤務がどれだけ大変なのかを初めて経験しました。

日常性の喪失、睡眠覚醒リズム障害、運動不足(肥満傾向)、新たな生活習慣病(体力や免疫力の減退)、自由な生活スタイル(ただし、社会的な拘禁状態)、ストレスフリー（人間関係が苦手な方にとって）。社会全体の働き方や楽しみ方も大きく変化していますが、根本的に人は人によって癒やされるものだと思います。

九州大学の行動指針（0～5：0が通常、5は立ち入り禁止）は現在のところ、段階2（制限・小）です。段階2では、感染拡大防止に最大限の配慮をしつつ、研究スタッフは現場での滞在時間を極力減らし、自宅での作業が可能か検討する必要があります。原則として、遠隔授業による科目のみの開講とし、対面授業によるものは開講していません。

幸福度ランク世界1位のフィンランドでは、午後四時に帰るという「100%を求めない」働き方が行われています。そこでは、就業時間を午前8時～午後4時15分に定める企業が多く、4時半を過ぎると職場に人はほとんど残っていません。保育園の預かり時間も大抵午後4時半～5時に終わるので、子育て中の社員は急いでお迎えに行く必要もあります。有給休暇の完全消化は当たり前、夏休みを1カ月くらい取る人も少なくありません（この習慣は、ニュージーランドも同様）。

今、一番辛いのは、大学の新入生でしょうか。入学式もなく、対面の講義もなく、友人もできず、課外活動もできず、今のところ、引きこもるしかありません。私たちが健康になるには、早く、この状況を打開できることを祈るしかありません。

News!

2020年（令和2年）7月31日

米ファイザーのワクチン開発成功後、日本に6000万人分供給で基本合意

同年8月3日　国内感染者数40，000人を突破

同年8月7日　英アストラゼネカのワクチン開発成功後、日本に1億2000万回分供給で基本合意

■■ 2020年（令和2年）年8月22日付 ■■

悲観からは何も生まれない

毎週、新型コロナウイルスへの不安を語る高齢女性の患者さんが数名いらっ

しゃいます。情報氾濫によるTVウイルスにかかっておられるのでは、と冗談を飛ばすと安心されますが。

今年に入って中国武漢で発生した新型コロナウイルスの爆発的な感染、増え続ける死者。感染は西ヨーロッパ諸国からアメリカへと拡大し、さらに全世界に広がっていくという現象が報道で伝えられました。それはさまざまな人々に、不安とおびえを与えることになりました。

しかし、新型コロナウイルスの患者さんの約8割は軽症で、致死率は2・3％。SARS（重症急性呼吸器症候群）の約10％、MARS（中東呼吸器症候群）の約35％と比較すると、軽症かもしれません。

ところで、日本獣医学会のホームページに掲載されている「人獣共通感染症連続講座」を読んでみると興味深い。人類の誕生は約20万年前で、この頃からウイルスは存在し、他の生物と「共存」していたと考えられています。人類が初めてウイルスを発見したのは、1898年で、それは植物に寄生していました。その後、1931年に最初の電子顕微鏡が発明され、2年後の1933年にはウイルスを初めて人から分離し、単体のウイルスを見える化できるようになりました。

8月2日にWHO事務局長は「影響は今後数十年に及ぶ」と声明を発表しまし

たが、工学博士の武田邦彦氏がＹｏｕＴｕｂｅ（ユーチューブ）に投稿した新型コロナウイルスに関する動画によると、日本では4月の感染者数が約1万2000人（死亡者数約370人）、7月は約1万5600人（同31人）で、現在は、死亡者数が約10分の1に減少。新型コロナウイルスは弱毒化の道をたどっています。これから、感染者数は増加するかもしれませんが、確実に新型コロナウイルスで亡くなる方は少なくなると思われます。

予防のためのうがい、手洗いは有効で、マスクを適宜着用し、十分な睡眠と栄養、軽度の運動を続けていれば、感染のリスクは減り、たとえ感染しても大事にはいたらないでしょう。基本を押さえて冷静に行動しましょう。悲観からは何も生まれません。

■■ 2020年（令和2年）9月26日付 ■■

感染者は腸内善玉菌が不足？

香港中文大学の研究チームが、新型コロナウイルス感染者は腸内に必要な数種の善玉菌が不足していることを世界で初めて発見しました。

私たちの腸内には500種類以上、数にすると100~1000兆個に及ぶ細菌が常在しています。その細菌が種類ごとにまとまっている様子を「腸内フローラ」と呼んでいます。

私たちのからだには、外敵（ウイルスや細菌など）から身を守る仕組みがあります。これを免疫といいます。外敵を「侵入させない」仕組みと、「侵入してしまった外敵を排除する」仕組みがあります。

この免疫をつかさどっている免疫細胞の7割が腸に集まっています。腸の中にあるパイエル板というところで、免疫細胞は、からだにとって有害なものを学習し排除する能力を高める訓練をしていることが分かっています。訓練された免疫細胞は血液の流れに乗って全身に運ばれ、外敵の侵入から私たちのからだを守ります。腸内では、細菌と免疫がお互いに関係しあう双方向のやりとりがあり、それで私たちの健康が保たれています。

私たちの祖先は縄文時代の頃から木の実やキノコなどから多くの食物繊維をとってきたと考えられます。縄文時代の遺跡（三内丸山遺跡）・（青森県）からは、栗が栽培されていた跡が見つかっています。

その後、食物繊維が豊富な海藻や根菜などを食べる食生活を送り、風土による発酵食品も生まれ、日本人の腸内には腸内細菌が多く住み着くようになったと考えられています（海藻を分解することができる腸内細菌は、日本人特有のものとして知られています）。

偏った食事をしていると腸内細菌のバランスが乱れ、免疫の活動にも影響します。日本の風土に合った伝統的な食生活を送ることが、外敵から私たちのからだを守る免疫を働かせ、腸内環境を整えることにつながります。

■■ 2020年（令和2年）10月24日付 ■■

備えあれば患いなし

私たちの祖先が多細胞生物になってから10億年、人間になってから500万年の間、からだの仕組みが複雑になるとともに身を守る免疫の仕組みも複雑になってきました。

私たちのからだを外敵から守る仕組みは幾重にも働きます。皮膚や粘膜で守られ、外敵に侵入されたら自然免疫が働きます。自然免疫は非特異的に常に働いています。自然免疫が対応しきれなくなると、自然免疫から受け取った情報をもとに、特異的に働く適応免疫が準備を始めます。この時、からだは熱を上げて免疫システムを活性化します。適応免疫は強力で、さらに、自然免疫も特異的に強力になる仕組みを持っています。

免疫を担っている細胞は白血球です。内臓や血管などの働きを調整し体内の環境を整えているのは自律神経系です。

ストレスなどで自律神経系の働きが乱れると、免疫の働きにも影響がでます。自律神経を整えるためには、日々の生活習慣（運動、食事、睡眠）が大切です。太古の昔、森林消滅の危機から森を離れ草原に出た私たちの祖先は、食料を求めて歩く生活を始めました。人類への進化は、歩くことから始まったとも言われています。

子孫である私たちもよく歩くことを心掛けましょう。階段や坂道のウォーキングで負荷をかければ筋肉量も増え体温が上がり、血行も良くなります。

私たちの先祖は、日本の風土の中で生活してきました。子孫である私たちもこの風土の伝統的な食事で腸内環境を整え、消化の負担にならない食事を取りましょう。

日常的に睡眠が不足すると自律神経系が乱れ免疫が低下します。一日の始まりに目覚めの良い十分な睡眠を取りましょう。

口腔環境を整えましょう。口腔内の常在菌や粘膜が外敵の侵入から守ってくれます。

私たちの身を守る仕組みが、これまで人類にとって未知のウイルスが現れても負けることなく対応してきたから、私たちは今生きています。

その後、食物繊維が豊富な海藻や根菜などを食べる食生活を送り、風土による発酵食品も生まれ、日本人の腸内には腸内細菌が多く住み着くようになったと考えられています（海藻を分解することができる腸内細菌は、日本人特有のものとして知られています）。

偏った食事をしていると腸内細菌のバランスが乱れ、免疫の活動にも影響します。日本の風土に合った伝統的な食生活を送ることが、外敵から私たちのからだを守る免疫を働かせ、腸内環境を整えることにつながります。

News!

2020年（令和2年）10月29日

米モデルナのワクチン開発成功後、日本に2500万人分供給で契約

同年12月21日

国内感染者数、20万人を突破

■■ **2020年（令和2年）12月26日付** ■■

活性酸素とウイルス感染との関係

慢性的にストレスにさらされると、体内に活性酸素が大量に発生します。活性酸素は白血球によってウイルスを攻撃する際に使用されます。その一方で、有害な外敵だけでなく、体を作っている細胞や遺伝子なども攻撃します。

大量に発生した活性酸素が生命維持に重要な役割を果たすホルモン「コルチ

ゾール」を制御する機能を破壊してしまうので、体内のコルチゾールが高値となります。これがストレスによるウイルス感染症、生活習慣病、がん、うつなどの症状発現の原因と考えられています。

「ＳＯＤ」とは、Ｓｕｐｅｒ Ｏｘｉｄｅ Ｄｉｓｍｕｔａｓｅ（スーパー・オキサイド・ディスムターゼ）の略で、私たちの体内で過剰となった「活性酸素」を取り除き無毒化してくれる「酵素」です。「活性酸素」とこの「ＳＯＤなどの抗酸化酵素とビタミン・ポリフェノールなどの抗酸化物質」のバランスによって、私たちの健康が保たれています。

抗活性酵素はタンパク質からできていますが、特に、良質なタンパク質（プロテインスコア）の第1位は鶏卵（１００）、サンマ（１００）、鶏レバー（93）、牛乳（85）、鶏肉（84）などがあります。鶏卵は銅や亜鉛といったミネラル分も含まれる最良のタンパク質です。またビタミンEを再生するのに力を貸しているのが、システイン。ほかにも鶏卵の黄身に含まれるコリンは頭脳を明快にする働きがあります。卵白に含まれるリゾチームは、風邪の各種症状の緩和に効果的です。卵酒は、風邪の治療として用いられてきましたね。

しかしながら、地球規模での急速な環境汚染などにより私たちの体に侵入してくるバイ菌と同様に環境汚染物質（農薬・殺虫剤）、加工食品（添加物）、紫外線、排気ガス、ストレスなどに活性酸素が反応するようになったのです。従って、体内で作られるSODだけでは間に合わないというのが現状です。また卵白に含まれるオボアルブミンというタンパク質は消化酵素に分解され、2種類のペプチドが作られます。このペプチドが免疫力を高めるといわれています。さらに卵白のタンパク質そのものが抗酸化力を持っていることも知られています。

News!

2021年（令和3年）1月9日

・国内感染者数、28万人を突破
・国内死者数、4000人を超える

■■ 2021年（令和3年）1月30日付 ■■

ワクチンへの期待と限界

免疫には、自然免疫と獲得免疫があります。後者は、一度身体に侵入した病原体を記憶し、次に侵入した際に排除するように働く免疫です。その効果を高めるのがワクチン。弱めた病原体を体内に入れることで、抗体を作らせ、いざ感染した際に重症化することを防ぐ働きをします。また、ワクチンには、生ワクチン（毒性を弱めた微生物・ウイルスを使用したワクチン）と不活化ワクチン（ウイルスが体内で増殖する機能を化学的処理などによって無効化させ、毒性をなくしたもの）に分類されます。

今回の新型コロナウイルス感染症（ＣＯＶＩＤ―19）のワクチンはどういうメカニズムで開発されているのでしょうか？　ＣＯＶＩＤ―19には、複数の「突起」があり、この突起がヒトの細胞にくっつき、ウイルスが突起を通じて細胞内に入り込み、感染を引き起こすようです。突起を作るための「設計図」の遺伝子であるメッセンジャーＲＮＡを解読し、これを人工的に作り、ワクチンとしました。つまり、遺伝子情報から「突起」の部分をあらかじめ作成し、それを体内に注射することで、これを「敵」だと認識させる抗体を作成します。次に本物のＣＯＶ

ＩＤ―19の突起が来た際に、攻撃する免疫を作らせるという仕組みです。

ウイルスの専門家の話では、ＣＯＶＩＤ―19やインフルエンザなど呼吸器の病気に対するワクチンが、感染そのものを完全に防ぐのはやや難しいかとの意見もあります。また、人口の7割程度がワクチンを打たないと集団的な免疫効果は十分ではないようで、感染拡大はワクチンだけでは、解決しないのではないかとも危惧されています。

日本では、ＣＯＶＩＤ―19のワクチン接種は、2月下旬に医療従事者へ開始され、3月下旬に高齢者の接種を目指すといわれています。ただ、ワクチンはあくまで「安全保障の一部」であり、ワクチンが普及しても、当分は「三密」を避け、手洗い、マスク着用は必要でしょう。私はＣＯＶＩＤ―19の終息を祈るメンタルヘルスの医療者にすぎませんが、ＣＯＶＩＤ―19の拡大に伴い現場で戦っている医療従事者に感謝するとともに、一般の方々の不安や不幸が早く昔話になってほしいと願うばかりです。

■■２０２１年（令和３年）３月６日付■■

太陽光浴び、うつ防止を

新型コロナウイルス（ＣＯＶＩＤ—19）感染症の影響により、多くの人々に仕事や家庭における環境の変化が生じました。ＣＯＶＩＤ—19の実態はどうなのか、いつ終息するのか、などの見通しもつかない状況下で、不安になり、環境の大きな変化によるストレスにさらされた方も多いと思われます。

一般に、ストレスが増大すると、血漿《しょう》コルチゾール（生命維持に重要な役割を果たすホルモン）が増加します。このコルチゾールの増加は、脳内の元気ホルモンといわれているセロトニン分泌を抑制する結果に至ります。セトロニンといえば、現在のうつ病仮説である「脳内セロトニンの分泌抑制」を引き起こす結果につながります。つまり、うつ状態に至る可能性がより高くなってしまうわけです。また、自粛生活を続け、外出を控えていると、太陽光を浴びる時間が短縮されます。昼間、太陽光をたくさん浴びていると、セロトニンは夜に体内時計を調節するホルモン「メラトニン」に変化し、自然で十分な睡眠を得ることができます。私たちが睡眠覚醒リズムを維持するには「太陽光」が不可欠です。

うつや自死が多い国として、ロシアの北部、スカンジナビア諸国（フィンランド、ノルウェー、スウェーデンなど）をあげることができますが、それらの国の日照時間は高緯度に位置しているため、季節によって太陽光の届き具合がかなり違います。スウェーデンの冬は日の出が朝9時ごろで、日中も完全に日が真上に昇ることはなく、ずっと夕方のような日差しが続きます。冬至のころには、15時前に日が沈んでしまうこともあるそうです。日照時間が短いがために、うつになりやすく、これらの国に住んでいる方は、太陽が出ると、外出し、太陽光を浴びることが健康維持に大切であることを知っています。

太陽光は無料です。うつに陥らないためにも、自粛生活は行いつつも、できるだけ外に出て、自然な太陽光をしっかり浴びることが、うつの予防につながります。

中国における新型コロナでＩＴ業界のスタッフが日本と同じように在宅勤務の人も増えていますが、勤務時間が定められても、業務時間外も対応しているという事情が少なくないです。これは日本も中国も同じです。労働時間は法律上でしっかり定めがあっても、見えないところがまだまだあります。これからの長時間労働による問題は在宅勤務の増加により、また違う形で出てくるでしょう。

■■２０２１年（令和３年）４月24日付■■

免疫力の低下の原因とは？

新型コロナウイルス（ＣＯＶＩＤ―19）感染症の影響により、多くの人々に仕事や家庭における過度の不安や緊張が生じました。疲労には、ストレスによる張りつめた不安緊張による自律神経系の疲労と、運動による筋肉系の疲労がありま す。なぜストレスが生じているかといえば、感染者数の推移が水平線であれば安心ですが、ピークがある山なりの曲線となっているため、第１波、２波、３波、４波（？）を引き起こし、莫大な感染者の増加が予測され、社会が混乱状態に陥る可能性があるためです。また、情報過多による「ああしてはならない。こうしてもならない」などの世間の縛りを受け続けていると、長期の不安緊張が抑うつに発展したり、判断にミステイクがみられる状態（過度のストレスによる認知の歪みなど）に及ぶこともあります。先日、厚労省の役人の方々が深夜遅くまで、飲食を続けていたというニュースが報道されましたが、世間の人に自粛の指示を出している立場から、批判を浴び、処分されました。限界だったと察します。

話題は転じますが、江戸時代（1603～1868年の265年間）の資料によれば、庶民は1日3万歩歩き、1日5合（男性）の玄米を食べていたと記載されています。現代人は、1日5000歩前後を歩き、1日1合程度のご飯しか食べていません。江戸時代の疲労は、運動による筋肉系疲労、現代人はストレスによる自律神経系疲労といえるかもしれません。特に最近では、いつもマスクをして人の群がりを避け、人との食事や会話を控える習慣がどれだけ人間にとってストレスになっているかを考えると、本当に生きづらい世の中になりました。

人間の免疫力が時代の変化とともにどのように変化しているのかわかりませんが、現在人はCOVID―19に対する免疫力を有していない方が圧倒的に多いのが現実です。江戸時代を過ごした方がもっと免疫力が高かったことも予想されます。新たな変異種の出現、それによる新たな不安と緊張。いつ終息するのか先が見えない不安と日々闘っているのが現状です。

News!

2021年（令和3年）4月26日
国内死者数、1万人を超える

■■ 2021年（令和3年）5月29日付 ■■

マスクの効果と副作用

マスクをして職場へ向かう習慣がもう1年を過ぎた。すっかり定着したマスク装着。外出するとき、マスクをしていないとエチケットに反するような時代となった。マスクの効果は、周囲から感染を受けるリスクも少なくなり、仮に自分が感染していても、他人にうつすリスクも最小限に抑えられる意味では、まだまだ新型コロナウイルス感染症は下火にならない状況から、この習慣をやめるべきではない。私はもう初老期ゆえに、脳機能に与える影響は少なく、マスクによる弊害も大きな問題ではない。問題は、子どもたちである。

ドイツの神経科医マーガレッタ・グリーズ・ブリッソン医師の言葉より抜粋すると「感染症対策として最も大切なことは、おいしい食べ物と良い水の摂取で、適度な運動、人との関わり、喜び、友人との愛、そして何よりもたくさんの新鮮な空気が必要です。それらを通じて、私たちは免疫システムを強化することができます。それなのに、ドイツ政府は、私たちにマスクを強要しています。マスクによる私たちの呼気の再吸入は、間違いなく酸素欠乏と二酸化炭素の氾濫を引き起こします。人間の脳は酸素欠乏に非常に敏感であるため、例えば海馬（脳の器官）の神経細胞は酸素がないと、3分を超えて生き残ることはできないのです。急性の警告症状は、酸欠の頭痛、眠気、めまい、集中力の低下などがありますが、慢性的な酸素の剥奪の日常で慣れていき、それらの症状が消えます。しかし、脳神経の効率は損なわれたままになります。脳の酸素不足は進行し続けます。そして、子どもにとって特にマスクは絶対によくありません。子どもと青年は活発な適応免疫システムを持っています。若者たちの脳も、常に酸素を渇望しています。子どもは、すべての器官の代謝が活発で、マスクは、子どもの脳から酸素を奪います。現在のように、子どもたちの酸素を制限することで、それによる脳の損傷は元に戻すことができません」と警告しています。

科学的に証明されているかどうかよくわかりませんが、ブリッソン医師の考え方にも一考の余地があるのかなあと思いました。

■■ 2021年（令和3年）7月17日付 ■■

ファイザー製ワクチン接種の体験談

私は、5月21日（金）に1回目のコロナワクチン（ファイザー製）接種を市中のクリニックで受けました。軽度の痛み以外、特に副反応はみられませんでした。そのことを毎週土曜日に勤務しているクリニックの福本院長に伝えました。院長の話によれば、2回目には気を付けた方がよいそうで、2回目を受けた後、2日間寝込んだとのこと。全身倦怠《けんたい》感や気分がすぐれない状態がみられたという貴重なコメントをいただきました。

私は3週間後の6月11日（金）に2回目のワクチン接種を受けました。注射自体による痛みは軽く、何事も起こらなかったと安心していたところ、翌日の夕方ごろより、38・2度の発熱があり、寝込みました。カロナール200ミリグラムを3錠服用し（一般的には、カロナール500ミリグラムの1錠服用でよいとのこと）、氷枕、両わきの下に氷を置いて、一晩を送りました。翌日には解熱しました。正直、怖かったですね。福本院長の話を聞いていたので、副反応があるのだなあと受け止めることができました。

そこで、ホームページで調べたところ、「コロナワクチンの副反応、発熱や倦怠感は2回目接種後に顕著」（https://www.medius.co.jp/asourcenavi/sideeffect/）を見つけました。その内容は、20歳代では約50％、30歳代では約45％、40歳代では30数％、50歳代では約30％、60歳代では約18％に副反応がみられ、男女比では女性がやや高いことが記載されていました。2回目の副反応の症状としては、頻度の高い症状からみると、接種部位反応約90％、疼痛約90％、全身症状70数％、倦怠感70％、頭痛50数％、発熱（37・5度以上）約40％の順でした。

これから、コロナワクチン接種を受ける方が多いと思われますが、副反応について ある程度の知識をもって受けられた方がよいでしょう。知っているか、知らないかによって、受け止め方が大きく異なると思います。私は院長からある程度の情報を受けていましたので、やや安心でしたが、それでも辛かったですね。

News!

2021年（令和3年）7月29日

1日当たりの新規感染者数、初の1万人超え
国内感染者数、90万人を突破

■■ **2021年（令和3年）8月21日付** ■■

講義のスタイルの変化と問題点

新型コロナ感染症が問題となったのは、昨年の2月ごろだった。横浜で、感染者が乗船していた船からお客さんを降ろすことができなかったことから、その話

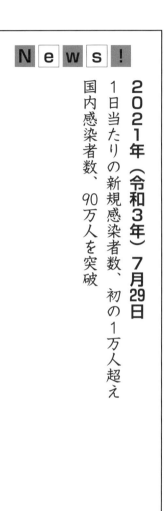

題が全国に広がった。その中で、昨年4月ごろから、大学の講義の在り方も従来の対面式講義から、遠隔講義へと変化していった。遠隔講義に不慣れな教職員や学生は戸惑い、新しいスタイルの講義に不安を覚えた方も多かったことだろう。あれから、1年と数カ月が経過した。その間、学生は支障なく、学習および研究、実習ができたのだろうか？ 単位を取得できただろうか？

やはり、単位の取得ができなかった学生が昨年の前期は例年より増加した。単位取得ができなかった学生との面談結果では、PC操作がわからず、資料の確認やレポート提出ができなかったと答えた学生がみられた。内容がわからない時、先生や同級生に質問できなかった、モチベーションを維持することが困難でやる気がでなかったと答えていた。オンライン授業なので、家から出ることなく過ごし、授業のことを考えると不安になったり、気分がふさぎがちになった学生もいた。生活リズムが乱れた学生もいた。

一番、大切な問題は、学科での関わりも薄く、「友人ができなかった」という問題だ。特に新入生は昨年、4月の入学式すら施行できなかったため、厳しい受験勉強を乗り越えて、やっと入学できた学生が友人とのつながりももてず、大学生活を始めたのは大変だったことだろう。現在、全面的に対面式講義を行っている大学も一部にみられるが、遠隔講義と対面式講義を同時に行っている大学や、遠隔講義のみの大学もある。本当に、新型コロナウイルス感染症が大学生の生活に及ぼす心身面の影響は、計り知れない。

さらに、この社会現象はいまだ解決せず、進行中なのである。一体、いつになったら、通常の生活に戻れるのだろうか。今どきの大学生がかわいそうでならない。一番、多感な青春時代をこの感染症で行動制限され、自由にコミュニケーションできない現在、どのようにして、このつらい気持ちを表現し、受け止めてあげればよいのか。カウンセラーはどこの大学も多忙だろう。

■■２０２１年（令和３年）９月18日付■■

パスツール VS ベシャン

人類が誕生したのは、およそ５００万年前のアフリカです。その後、人類は、猿人（約５００万年前に出現：アウストラロピテクス）・原人（約１８０万年前に出現：ホモ・エレクトゥス）・旧人（約20万年前に出現：ネアンデルタール人）・

新人（約4万年前に出現：クロマニョン人など）の順に進化してきました。

その進化の中で、新型コロナ感染症の免疫を得ることができなかったことが不思議です。これまでもさまざまな細菌やウイルスと闘ってきて、人類は長く生命を維持し進化してきたのに、どうして新型コロナ感染症は手に負えないのでしょうか。専門家ではないのでわかりませんが、人為的に遺伝子に操作を加えたとしか理解できないように思います。

病に対する捉え方を歴史的にみると、大きく、ルイ・パスツール（1822〜95年・フランスの生化学者・細菌学者）による細菌理論とアントワーヌ・ベシャン（1816〜1908年・フランスの医師）による細胞理論に分類できるでしょう。前者は、病から身を守るために防衛態勢を築かねばならない（ワクチンを受ける）という獲得免疫を高める考え方、後者は病気にならないためには健康な状態を作らなければならないという自然免疫を高める考え方。新型コロナ感染症にかからないためには、どちらが大切かは立場によると思いますが、両者ともに大切ですね。

今はワクチンの話題がトピックになっていますが、最近、特に腸の働きに注目が集まっており、野菜をたくさん食べることが予防につながるようです。野菜の繊維成分は大腸内のさまざまな細菌の栄養となります。本来の免疫力を取り戻しましょう。新型コロナ感染症にかからないような免疫力を得るためには、野菜を中心としたバランスのとれた食事を取ることが大切かもしれません。

「疾病を引き起こす異常な状態を調べようとするよりも、まず大切なのは健康を支える正常な状態を知ることです」と語ったアントワーヌ・ベシャン。私たちはもう一度、原点に戻って、食事や運動の大切さを考え直す時期にきています。

News!

2021年（令和3年）10月7日

厚労省、ファイザー製ワクチン1億2000万回分の追加供給を正式に契約

■■ 2021年（令和3年）10月16日付 ■■

「アラ探し」と「タカラ探し」

私が非常勤として勤務している佐賀市内のクリニックおよび地域産業保健センターでは、コロナ禍で「ある変化」が生じています。その変化とは、軽症うつおよび肥満に伴う生活習慣病（高脂血症・肝機能障害・軽症糖尿病2型など）の増加傾向です。かつては、毎年、歓送迎会、忘年会、新年会、夏のビアガーデンなどが行われていましたが、今はすべて中止。加えて、会議も遠隔会議が普通となっており、対面で語り合える人が限定されています。真のコミュニケーションの機会が絶たれていることが、最大の問題だと思います。

実際の場面で、人と人との対話が少なくなると、人のネガティブな面に目が向きがちで、「アラ探し」現象（人の欠点や悪い面に目が向いていく）が生じます。その結果、会社での雰囲気が暗くなり、マスクをしていることもあり、明るい笑顔の姿が見られません。大切なことは、人の良い面に目を向ける「タカラ探し」が人間関係を維持していく上で、最も大切なスキルであり、それは悩んでいる方との心理相談に通じるカウンセラーマインドでもあります。

（故）緒方道彦博士（九州大学名誉教授）は次の言葉を残しています。「タカラ探しの科学は、自分にどんなタカラがあるのかを探して、小さくてもそれを増やしていくスタンスですね。いくつ歳をとっても、自分に何かタカラがあるかを探しては、それをふくらましていく。だから、タカラ探しは、増える、ふくらむ科学ですね…私はタカラ探しにいそしんでいます。生物たちの、しなやかで、したたかな暮らしぶりには、いつも科学者として感服していました。タカラは増やせるものです。毎日、毎日、自分に何が使えるのか、何が駄目かを、見極めながら、過ごしています。1日終わると、毎晩往生。翌朝は毎朝誕生の心境です。人生が毎日増えていくんですね」と。

コロナ禍で生じた人間関係の悪化を取り戻せる日を願いつつ、日々の生活を送っていますが、歓送迎会で笑ったり、泣いたりできる日を待ち望んでいる今日この頃です。

■■ ２０２1年（令和3年）11月20日付 ■■

「受診控え」問題　安心して来院を

厚労省によると、２０２０／２１年シーズンにインフルエンザで医療機関を受診した患者さんは推計約１・４万人で、１９／２０年シーズンの約７２８・５万人から激減しました。第一三共の抗インフルエンザウイルス薬「イナビル」は20年度の売上高が前年度から81・２％減少。塩野義製薬は、「ゾフルーザ」などのインフルエンザ関連製品の売上高が89・１％減り、これらを含む感染症領域の製品売上高も39・１％の大幅減となりました。診療科別にみると、受診患者数が減少する現象は、小児科と耳鼻咽喉科で顕著だったようです。

この困難を乗り越えるため、なぜ患者さんに「受診控え」がみられるようになったかを分析する必要があると思います。患者さんが受診しなくなった理由は左記の3点が考えられます。（1）新型コロナウイルスに感染するリスクを避けようとした。（2）今まで安易に受診していたが、この機会に受診を控えるようになった。（3）慢性疾患を抱えている患者さんが新型コロナウイルスを機に受診が面倒になり、受診しなくなった。それぞれの理由ごとに、捉え方が変わると思いますが、理由はすべてが複合的に混じり合っているでしょう。

（1）の新型コロナウイルスへの感染を恐れて来院しない場合、本当に医療の提供が必要な患者さんに医療が行き渡らず、重症化するリスクがあります。患者さんは新型コロナウイルス感染を恐れますが、医師は患者さんの症状が増悪することを恐れます。（2）の安易な受診を控えた場合、患者さんは戻らなくても致し方ないと思います。本来、こちらの患者さんはそれほど不可欠な医療的ケアを必要としないからです。（3）の慢性疾患の患者さんが新型コロナウイルスを機に来なくなった場合、受診を促すことが必要です。このような患者さんが受診されなくなると、症状の悪化が想定されます。私は精神科医なので、受診されない患者さんには電話連絡を行いました。しかし、ほとんどの患者さんに受診控えはみられませんでした。クリニックの玄関で検温とアルコール消毒、マスクの装着で、特に問題は生じませんでした。

現在、患者さんの受診数は、徐々に以前の水準に戻っています。皆さん、安心して医療機関を受診されてください。インフルエンザワクチン接種も始まっていますよ！

News!

2021年（令和3年）12月1日

ワクチン3回目接種がはじまる

■■ 2021年（令和3年）12月18日付 ■■

健康維持へ定期的な健診を

新型コロナウイルス感染症への感染の懸念から、健康診断の受診控えが続いています。自覚症状が現れにくい病気は少なくありません。2人に1人はかかると言われている〝がん〟も、早期がんでは無症状であることがほとんどです。過度な受診控えは健康上のリスクを高めてしまう可能性があります。定期的な健康診断やがん検診を受けることが生活習慣病の予防や、がんの早期発見・早期治療につながります。まずは自分の体をきちんと知ることが健康維持の第一歩です。

さらに、労働者50人以上の職場では、ストレスチェック制度が義務化されています。調査項目は57個あり、その内容は、次の3つの軸に分類されます。（1）仕事でのストレス因子（仕事の量的・質的負担や裁量など）（2）心身のストレス反応（活気・イライラ感・不安や疲労感など）（3）周囲の支援（上司・同僚・家族や友人からの支援など）の結果が得られます。また、高ストレス者と診断された方は、産業医による面談を受けることができます。

勤務時間については、「1日当たり8時間まで」「1週間当たり40時間まで」と上限が規定されており、時間外労働（残業）が1カ月80時間を超えると、産業医の面談を受ける必要があります。また、連続勤務で適法と認められるのは「12日まで」となり、13日を超えると違法になります。労働基準法の規定に違反して1週間に1回の休日を与えなかった場合、雇用者には6カ月以下の懲役または30万円以下の罰金が科せられることがあります。

日本は先進国の中でも労働時間の長い国。同時に年次有給休暇の取得率の低さは世界でもトップレベルです。働き過ぎ、休まない…。このような現状から働き方改革関連法では、「長時間労働の是正と多様で柔軟な働き方の実現」「働き方改革の総合的かつ継続的な推進」「雇用形態にかかわらない公正な待遇の確保」に重点が置かれています。働き過ぎによって体調を崩されないように、よろしくお願いします。

News!

2022年（令和4年）1月21日
厚労省、ワクチン対象者に5～11歳の子どもの追加を正式に承認

■■ **2022年（令和4年）1月22日付** ■■

3回目ワクチン受けるか、受けないか

日本でも、オミクロン株の感染者が徐々に増加傾向。早速、3回目のワクチン接種実施の知らせが届きました。私は2回目の接種後、38・2度の高熱を経験し

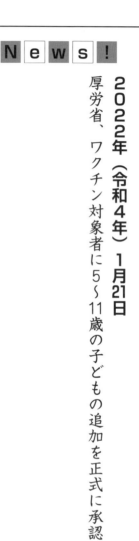

ており、受けるべきかと悩んでいます。

厚生労働省の審議会はファイザー製ワクチンの3回目接種の副反応について中間報告を公表。「3回目は、2回目とほぼ同じような副反応が出る」としています。副反応で最も多かったのは接種部位の痛みで、全体の92・3%。37・5度以上の熱が出たのは2回目が38・84%、3回目が39・5%で、「3回目は、2回目とほぼ同じような副反応が出る」としています。リンパ節の腫れや痛みを訴えた割合は2回目よりも3回目の方が高くなりましたが、全体の2・09%にとどまりました。日本で接種が進められているワクチンは、発症予防効果等がある一方、感染予防効果や、高齢者においては重症化予防効果についても、時間の経過に伴い、徐々に低下していくことが示唆されています。一方、追加接種により、低下した感染予防効果や重症化予防効果等を高める効果があることが、臨床試験やさまざまな疫学研究等で報告されています。

イスラエルで実施された、ファイザー社のワクチンの接種後の情報を集めた研究では、追加接種した場合における入院予防効果は93%、重症化予防効果は92%、死亡に対する予防効果は81%であったと報告されました。さらに、60歳以上で追加接種を受けた場合では、追加接種を受けなかった場合と比較して、感染例の発生率が11・3分の1、重症例の発生率が19・5分の1であったとの報告もあります。予防接種法に基づく追加接種の間隔は、ワクチンの供給力や、効果の持続期間の知見等を踏まえ、2回目の接種完了から原則8カ月以上後とされています。

私は医療従事者ゆえに、患者さんと日々接するため、自分が感染すると、多大な迷惑をかけることを危惧します。3回目から1週間以内に37・5度以上発熱した人の割合は40％、38度以上は20％、主な副反応の頻度は、注射部位の痛みが92％、倦怠《けんたい》感が71％、頭痛が56％など。しかし、受けることにしました。

■■2022年（令和4年）2月19日付■■

つらかった3回目ワクチン接種

私は、ワクチン接種を1回目（令和3年5月21日）、2回目（同6月11日）、3回目（4年1月28日）と受けました。2回目では38・4℃の発熱、3回目では38・7℃の発熱、注射部位の疼痛、全身倦怠《けんたい》感などを3日間体験。3回ともファイザー製のワクチンで、3回目が一番つらかったですね。

自分が勤務する診療所やクリニックのスタッフに副反応について尋ねると、2回目がきつかったが、3回目は何もなかったと答えた方。3回目は37・3℃の発熱後、2日後に全身倦怠感がみられた方。3回目にひどい副反応があり、まず全身痛があり、熱が下がった頃に口内炎と口唇ヘルペスが出現された方。人によって、かなり個人差があり、副反応は千差万別。

ある大学院生に連絡をとると、「3回目は別物だった。38・1℃まで熱があがり、悪寒、腋窩《えきか》リンパ節の腫脹《しゅちょう》で、3日間苦しみました」と。3回目は、2回目とほぼ同様の副反応がみられますが、リンパ節の腫脹の頻度が高いそうです。その一方で、職場の同僚には、1~3回のいずれも全く副反応がなかった方もいました。

厚生労働省のホームページを見ると、「ワクチン接種から数日~1週間くらい経過した後に、接種した腕のかゆみや痛み、腫れや熱感、赤みが出てくることがある。その多くは武田／モデルナ社のワクチンで報告されているが、ファイザー社のワクチンでも起こることがある。数日で自然に治ると報告されているが、発疹がかゆい場合は冷やしたり、市販の抗ヒスタミン剤やステロイドの外用薬（軟こう等）を塗ると、症状が軽くなる」とのみ掲載。それで、私たちはワクチンのことを本当に理解し、受けることに抵抗を感じないのでしょうか。

個人差がかなり大きい理由を自分なりに考えてみました。人間一人一人、免疫をつけるメカニズムが違うのではないか。とにかく、人の免疫システムも個人差があるかどうか、それを検証せずに、やみくもにコロナワクチン打ってくださいと勧められるのも、どうかなあと思います。また、ワクチンを打つ前後の免疫力がどのように変化したか、何もフィードバックがありません。感染者の急激な上昇。ワクチン以外に、何かよい方法を考えてほしいですね。

■■2022年（令和4年）3月19日付■■

コロナ禍で生じる人間関係の問題点

コロナ禍で、私たち市民は不安や不満を抱きながら、一方では怒りも感じながら、日々の生活を送っています。私は、診療所やクリニックで受診される患者さんや知人からの相談を含めて、コロナ禍で生じる人間関係の問題点を3点に絞ってお伝えします。

（1）日常会話の減少：普段、職場の同僚や近所の方、家族も含めて、いろんなことを自由に話ができた頃と比較すると、コロナ禍では感染のリスクがあると感じているのか、話す機会が極端に減少しています。会話が少なくなると、相手がどう思っているかわからず、偏見や不平、不満なども自由に表現できず、良い人間関係が維持できなくなります。つまり、コミュニケーションの支障から人を避け、一部の方は孤立し、引きこもり傾向に陥ってしまう可能性があります。

（2）バズる化現象：「バズる」とは、ウェブ上で急激にかつ広範囲で話題になる現象を指します。例えばコロナ禍では、ワクチンを打った人が打たなかった人を極端に責め、さまざまな場面での差別がみられます。打つ、打たないの判断は個人の判断に委ねられていますが、打った人が打たない人をまるで常識がない、変な人として差別する現象が生じています。

（3）合理化：心理学における「合理化」とは言い訳とも知られ、否認の一種であり、防衛機制のひとつです。満たされなかった欲求に対して、理論化して考えることにより自分を納得させることを意味します。コロナ禍ではワクチンを打たない人の合理化として、「感染拡大はうそ」「人口削減が狙い」「世界の黒幕が、ワクチンで人類を管理している」など、極端な例では、「ワクチンで人間にマイクロチップを埋め込むのが目的」「ワクチンは人口削減が狙いで、打つと5年で死ぬ」など、SNS上に広がるワクチン拒否を正当し、合理化する現象が生じています。

横浜で乗客を下船させられなかった事件は2020年2月3日。新型コロナ問題は3年目に入りました。正直、もう勘弁してほしいのが現実。皆さんがすべてを忘れて、本来の生活にもどりましょうと言いたいです。

■■ 2022年（令和4年）4月16日付 ■■

コロナvs戦争

二つの深刻な問題を理解する上で、自然との共生ならびに人間と人間の共生が大切です。そのわかりやすい語句は、「ゾーニング（境界線）」です。人間が決して立ち入ってはならない世界、すなわちある種の動物の世界があります。あらゆる生物、例えば、人間、動物、植物などには、ウイルスが存在します。

これまで人類は、ウイルスとうまく共生しながら進化してきました。しかし、人類が入ってはならない領域に侵入して、ウイルス感染を引き起こし、多くの人々を死に至らしめているのが、新型コロナウイルス感染症（COVID−19）です。

生態学者の五箇公一氏によれば、「一見して生態系の中では生物種同士は、お互いに支え合い、人間もその中心にいるような錯覚（幻想）を抱きがちだが、実は生物の世界はそんな甘いものではなく、常に自分の遺伝子のコピーを少しでも多く残さんと個体同士、種同士、お互いに隙あれば、相手の『取り分』や生命すらも奪おうとせめぎ合って生きている。生物の究極的生存意義は『奪い合い』にある。増え過ぎれば、天敵のいい標的となり、減り過ぎれば絶滅の淵に立たされる。…生態系とは支え合いで成立するシステムではなく、足の引っ張り合いの張力でバランスが取れている」と。

戦争の話題に転じると、人類も境界をつくり、民族ごとに集団をつくり、国家をつくって生活しています。その境目に無理に侵入しようとしているのが戦争ではないでしょうか。社会のルールを守らずに、一方的にすべてを独占しようという人間のエゴイズムが露呈した醜い争いが戦争ともいえます。このようなゾーニングの身近な例として、猫や犬はおしっこをして、臭いによって、自分たちの生活空間をつくり、ここの中には入っていけないという見えない境界をつくって生活しています。この境界内に入ろうとすると、過度な攻撃を受けることになります。

今、私たちは学んでいます。当然のことですが、地球は人間のためだけにあるのではありません。多様な動植物の「共存」というキーワードをもう一度学ばなければなりません。今、人類が地球に住めなくなるかどうかの深刻な事態が目の前に生じようとしているのです。

■■ 2022年（令和4年）5月21日付 ■■

「収束」と「終息」 どうなるとコロナは終わりますか？

「収束」と「終息」の意味はどう違うのでしょうか。収束とは被害の拡大が収まってきてはいますが、まだ終わらない状態を指します。終息は、被害の拡大がなくなることを意味します。

それでは一体どうすれば、新型コロナは終わるのでしょうか。収束の方法は端的に言うと、「集団免疫」を得ることです。つまり、誰もが新型コロナにかかると終わりになります。かかっても8割の人は無症状または軽症と言われています。その8割の人だけが都合よく新型コロナにかかって免疫を持つことができ、かつその人たちが重症化しやすい人にうつさなれば理想的です。

ただ、免疫力の弱い方がかかると、重症化する可能性が高くなります（場合によっては、不幸にも亡くなる方もいます）。特に、老齢の方、慢性疾患にかかっている方、ステロイドや抗がん剤などを服用している方は新型コロナにかからないことが重要ですが、かかった場合でも、専門の医療機関に入院し、集中的な治療を受けることが大切です。

集団免疫が得られれば、新型コロナは普通の風邪になります。収束（終息）させるには、ワクチンを接種するか、直接かかるかのどちらかしかないのです。よって、少しずつ新型コロナにかかって医療崩壊に陥らないように、時間をかけて感染対策を行っていくことが望ましいでしょう。感染者数の変化に一喜一憂せず、動じることなく、感染しても無症状または軽症ですむように、日頃から体調を整えておくことがとても大切です。

新聞や雑誌の一部に政府の対応がうまくなされていない、などの批判の記事をみかけますが、実はそうではありません。関係者は精いっぱい努力されています。

また、新型コロナは批判して解決される問題ではありません。

必ず新型コロナは終わります。一大事（感染者が急増するような事態）になって、皆さんがパニック状態にならないように、時間をかけて、少しずつ感染者がみられるようにし、最終的に集団免疫を獲得すれば、新型コロナはただの風邪になっていくでしょう。

■■ 2022年（令和4）6月18日付 ■■

「子どもへの影響」と「コロナ後遺症」

佐賀新聞（令和4年5月6日付）の1面に、国立成育医療研究センターが行ったコロナ禍の子たちのメンタルヘルスに関する調査結果が掲載されました。「コロナ禍、小5～中3調査」で、子どもの1～2割にうつ症状がみられたとの内容でした。研究者は、コロナ禍の長期化でストレスが高い状態が続き、子どもたち、さらには保護者も余裕がなくなっている可能性を指摘しています。

本来、子どもは元気で、じっとしておくのが苦手。外で走り回ったり、家の中でもあちこち動き回って、保護者さんが面倒を見るのも大変なのが普通ですね。うつ状態に陥ると、睡眠も食欲も遊ぶ元気も失われて、横になる時間が長くなるのが一般的です。子どもたちにも、これほど大きなストレスを与えている事実を知り、辛《つら》い気持ちを感じてしまいました。

一方で、佐賀新聞（同年5月20日）の記事、患者さんの苦痛「想像絶する」という平畑光一医師の記事にも驚かされました。「後遺症外来」で積極的に診療されている医師で、3800人以上のコロナ後遺症の患者さんを診察されており、その体験談として、「患者さんが訴えるだるさは、倦怠《けんたい》感という言葉でひとくくりにできないほどひどい。歩けなくなり、トイレに行くのがやっとという人が大勢いる。それまで元気だった人が突然動けなくなり、いつ治るかが分からない。想像を絶する苦痛だ」と述べています。

コロナの感染者数は徐々に減少していますが、その反面、これまでのストレスの蓄積、コロナに罹《かか》った人の後遺症など、まだまだ終息への道には遠い気がしました。たとえ、罹った人の数が減ったとしても、その後の心身面の影響がどうなるのか、今後も課題は山積しています。

毎週末、佐賀市のクリニックでメンタルヘルスに悩む患者さんの診療に携わっていますが、「コロナ後遺症」と思われる方にまだ出会ったことがないので、私にとっても今後の課題になります。

■■2022年（令和4年）7月23日付■■

4回目のワクチンを受けた方がよいですか
―現代の医師・患者関係―

私が卒後研修を受けていた1980年代における医師・患者関係は、「おまかせ医療」であったような気がします。日本社会の場合、一般に人々は欧米社会の多くの国々にみられるように、個人としていかに「独立」して自由に生きるかという関心よりも、生活の場の中の人との「相互依存」の中で、「どのようにうまく付き合っていけるか」ということに関心がありました。十分な人間関係ができるまで自己主張を抑え、情緒的に打ち解け、親しくなることを何よりも重んじてきました。患者さんや家族のほうも、詳しく説明を受けてもよくわからないので、おまかせできる、信頼し得る医師か否かを判断することに熱心でした。

しかし、徐々にこのような医師・患者関係は崩れてきました。さまざまな医療上のミスが取り上げられ、西洋流のインフォームド・コンセントの重要性が問われるようになったのです。患者さんが自らより良い治療法を選択するには、自己決定できるための治療法の効果や副作用や費用などを理解するための医療情報を十分収集し、その治療の必要性を理解したうえで、患者自身が選択すると同時に、「自己責任」を負う形になります。現代では、医師・患者関係を信頼できる関係につくりあげる最大の困難は、医師と患者さんがそれぞれ独自の考え方、感じ方、個性をもった人間であり、独自の主張を表現できる関係だということです。

残念ながら、新型コロナワクチンに関しては、現在のところ、十分なエビデンスがありません。したがって、4回目のワクチンを受けるかどうかは、個人の判断になります。十分納得した上で、受けられた方がよいと思います。ただ、受けない人を非難したり、差別したりすることがないようにお願いしたいと思います。日本人の習性として、みんなと同じようにしなかったり、目立ったりすると、出る杭は打たれます。慢性疾患をもっておられる方やご高齢の方は受けられた方がよいでしょうという程度のことしか、言えないような気がします。

News!

2022年（令和4年）7月25日

厚労省、ワクチン接種後死亡で初の死亡一時金支給を決定

同年8月13日　国内死者数、35000人を超える

■■　2022年（令和4年）8月20日付　■■

新型コロナ感染症に罹患した学生の体験談

―発熱と頑固な咳―

新規の新型コロナ感染者数が全国で20万人を超える日が続いています。診療所を受診する学生さんもコロナ感染の体験談を語るようになってきました。数名の

話をまとめると、以下の経過をとる学生が多いようです。

初めに3日間ほど高熱が続き、次にのどの違和感を覚え、約1週間ひどいせきが続くらしい。食欲低下は共通しており、固形物（ご飯など）をとることが困難で、料理を作る気力もなくなり、ゼリーやプリンなどの流動食を食べて過ごしたといいます。歩くのがやや困難となり、フワフワした感じなどが続き、約10日間で本来の自分に回復するようです。女子学生の中で、抜け毛に悩んだ人もいました。これまでの「かぜ」よりもひどい症状に悩まされた様子でした。

変異株が次から次へと生じ、症状もそれに伴って変化しています。一般的にウイルスは増殖や感染を繰り返す中で少しずつ変異していくものであり、新型コロナウイルスも約2週間で1カ所程度の速度で変異していると考えられています。現在流行しているのはBA・5株ですが、感染力がかなり強い反面、重症に至るケースは少ないようです。ただ、BA・5株の感染者数もAI（人工知能）を用いて計算すると、もうすぐピークを迎えるそうです。ただ、新型コロナ感染症はまだわからないことが多いようです。

いつまで変異し続けるのか予測できないため当分、現在のようなある程度制限された毎日の生活を送らなければならず、地道に従来の予防策を続けていくしかないのでしょう。いまは夏休みで、旅行などで人と人とが接触する機会が増えるでしょう。感染者数の増加が見られる可能性もあります。改めて私たち一人一人が、基本的な感染対策をもう一度しっかりと意識して行動することが大切です。体調が悪い人が無理して旅行に行ってしまうことがないように、感染の兆候がある人は旅行を控えてください。

■■ 2022年(令和4年)9月24日付 ■■

マスクとワクチンで予防できるのか
—基本的な生活習慣を大切に—

これまで、三密(密閉・密集・密接)回避、マスク着用、ワクチン接種などの対応がなされてきましたが、政府の対応は現在、緩和されつつあります。その一方で、「オミクロン株の新たな派生型を確認」という記事。変異はいつまで続くのか、誰も予想することは不可能でしょう。「コロナワクチン接種直後に死亡は

1300人超 割り切れぬ遺族の思い」「ワクチン接種数時間後に急死『息子は浴槽に沈んでいた…』国の結論はまたも〝評価不能〟」「マスクを着けている人が多い日本の新型コロナ感染者数が世界最多なのはなぜ?」など、政府の対応に疑問が投げかけられています。クリニックの患者さんで、4回目のワクチンを受けたところ、帯状疱疹《ほうしん》が出てきたという副反応の相談も受けました。ワクチンの安全性について、十分検討されているのでしょうか。

そこで、私はウイルス感染症予防の原点に戻ったらどうか。ある製薬会社が、のど飴《あめ》などに配合されている殺菌成分「セチルピリジニウム塩化物水和物(CPC)」を0・0125%以上の濃度で30秒間暴露させると、新型コロナウイルスの変異株を99%以上不活化する(感染性を失わせる)ことを確認。山口大学への委託研究による試験管内の実験(イン・ビトロ試験)の結果が報告されました。そうだ! 真水によるうがいの習慣、そして外出して自宅に帰ってきたら、うがいと手洗いを遂行すれば、予防できるのではないか。私はこれまで3回ワクチンを受けたところ、いずれも38℃以上の発熱で寝込んでしまった。もうこれ以上、辛い思いをしたくないのが本音。

「『リステリン』にはコロナウイルスを不活化(殺菌)する効果がある」(東京

歯科大学名誉教授・奥田克爾氏による)。喉の奥を洗い流して感染を予防することは難しいが、口腔内にとどまっているコロナウイルスは不活化させ、感染力をなくすことができるらしい。「うがい」の目的は口腔内をキレイにすることだと思いますが、殺菌作用を過信しすぎないで、真水のうがいと手洗いの原点に戻ることも大切なのかもしれません。

■■ 2022年(令和4年)10月29日付 ■■

新型コロナはインフルエンザ並みになるのか?

最近、診察室で、新型コロナウイルスとインフルエンザの症状はどう異なりますかと尋ねられることがあります。新型コロナは喉付近が異常に痛くて、物が飲み込みにくくなりますが、インフルエンザは全身痛があり、どちらもつらい症状が続きます。

ところで、9月18日、アメリカのバイデン大統領はコロナ収束を表明しました。23日、アメリカ疾病対策センター(CDC)は、医療従事者向けのコロナ対応ガイドラインを改定し、大流行地域以外を除き、医療従事者に一律にマスクを義務化する方針を撤廃しています。世界はポストコロナへ向けて一直線に進んでいるといえるでしょう。

日本政府も、9月11日から入国者数の上限を撤廃し、個人旅行を解禁するなど水際対策を大幅に緩和しています。10月3日に始まった臨時国会では、感染症法改正が主要な議題となっていますが、コロナを「2類」から「5類」に変更することは含まれていません。これまでの経過をみれば、コロナは感染力が強いものの、毒性は弱い変異株が主体となる可能性が高いと考えられ、このような病原体に対して、われわれはいかに対応したらいいのか、まだ目に見える結論は出ていないようです。

厚労省によれば、季節性インフルエンザの致死率は60歳未満で0・01%、60歳以上で0・55%です。オミクロン株と大差はありません。上昌広氏（医療ガバナンス研究所理事長）の記事によると、オミクロン株の致死率が、インフルエンザと変わらないのなら、「2類」として扱うことは弊害が多いだろう。それは、保健所と急性期病院が対応の中核となり、それ以外の医療・介護関係者が蚊帳の外に置かれるからだと述べています。さらに、コロナ対応は「5類」でなければばうまくいかないだろうと再度強調しています。

秋の流行収束時期に開催される臨時国会で、感染症法を改正し、「5類」に格下げしなければ、日本のコロナ迷走は当面終わらないと、上昌広氏が力説されているのも、一理あるなあと思いました。

■■ 2022年（令和4年）12月3日付 ■■

若者たちのコミュニケーションが失われると？

3年ぶりの学園祭。学生たちは失われつつある友人関係を深めようとしているのか、その賑《にぎ》わいを見て、私は久しぶりに感動しました。おでん、焼きそばなどを頬張り、私は屋台の賑わいの中を何度か往復しました。

本来、20歳代は、学生であれば大学でのゼミやサークル活動、就職活動などで活動や交流の範囲を広げたり、社会人であれば、社内外のさまざまな人と出会って刺激を受けたりする時期でしょう。中高年に比べると、人間関係を広げて、新しいことを吸収する機会が多い年代です。そのように人との出会いや交流を最も必要としている若者ですが、コロナ禍で対人関係を制限されたことで不安が増し、コミュニケーションの機会が少なくなることで、孤独や孤立およびうつ状態や認知機能の低下に陥っていった学生もいます。そんな若者を診療所で診察するにつれ、新型コロナが及ぼす最も大きな弊害は、人と人とのコミュニケーションを閉ざしてしまったことにあると感じています。

大学生にとって、人が成長していく過程として最も大切なことは対話。対話によって、人としての温かさや友情、恋愛などの体験を重ねて、集団性を身に付けていきます。そして、社会へとつながっていきます。

国内で新型コロナウイルスが感染拡大を始めてから2年と数カ月が経過しましたが、いまだに収束は見通せず、人間関係の疎遠化は今後も続く可能性があります。孤立・孤独が深刻化し、事態が悪化することがないように、その対策が急務であることは誰もが認めることでしょう。

最近、診察室に、新型コロナを契機にした不潔恐怖症の学生さんが受診してきました。診察室でもビニールの手袋をして、ウイルスがついていないか気になり、食物も水もとれない状態で、体重が6キロも減ったとのこと。新型コロナによって、新たな心の病が生じています。情報が錯綜《さくそう》する中、どうすればよいのかがわからず、不安な学生が現実の卒業や就活に戸惑う状況を見て、もっと確かな安心できる情報の発信を願うばかりです。

News！

2023年（令和5年）1月6日

国内感染者数、累計3000万人を超える

■■2023年（令和5年）1月14日付■■

人類の進化はウイルスとの共存・共生にあり

新年明けましておめでとうございます。第30回をもちまして、新型ウイルスの話題にピリオドをうちたいと思います。学んだことは「人類の進化はウイルスとの共存・共生にある」ということです。ウイルスの遺伝子は今も私たちに宿り、生命を育む胎盤や脳の働きを支えています。新型コロナウイルスには病原体の怖さを見せつけられました。過酷な現実を前に、誰もが「やっかいな病原体」を嫌っているに違いないでしょう。しかし、ウイルスが「進化の伴走者」と理解したら、その悪い印象は変わるでしょうか。

ウイルス（ｖｉｒｕｓ）はラテン語で「毒液」のことで、ウイルス＝悪者というイメージは新型コロナウイルス感染症ですっかり定着してしまったようです。しかし、ゲノム解析の進歩により、内在性レトロウイルスなどさまざまなウイルスが、多くの生物の進化に関わっていることがわかってきました。従来の定義に当てはまらないウイルスも見つかっており、新たなウイルス像が生まれつつあります。

そもそも、人類が進化したのは、ウイルスのおかげでした。人類がここまで増え続けることができたのは、ヒトの精子によるものです。もし、精子に体内で抗原抗体反応が生じれば、異物として排除され、生命の存続につながることができなかったのです。この拒絶反応が起こらないようにしてきたのが、はるか昔に人類に感染したレトロウイルスのおかげだと考えられています。さらに、胎盤、免疫、脳およびエネルギー生成などのさまざまな機能に関しても、以前感染して、人体の一部になったウイルスもあるようです。

ウイルスを敵とみなしている限り、この戦いに終わりが訪れることはないでしょう。新型コロナウイルス感染症によって命を失われた方々には大変申し上げにくいことですが、ヒトのＤＮＡが進化したのもウイルスのおかげだと指摘する学者もいます。

結局、約３年にわたる連載から私が気づいたことは、人類がウイルスを退治しようとしても変異の繰り返しになることから、共存・共生という捉え方に変えていくことが大切だということでした。これをもちまして、新型コロナウイルス・シリーズを終わりにしたいと思います。（私はコロナの収束の気配を感じていました⁉）

News!

2023年（令和5年）

1月27日　政府、5月8日に新型コロナ「5類」への移行する方針を決定

5月8日　WHO、「国際的に懸念される公衆衛生上の緊急事態」宣言の終了を発表

新型コロナウイルスの感染症法上の位置付け、5類に移行

厚労省、5類移行に伴い感染者数の全数把握を終了し定点把握へ。

今年度の無料のワクチン追加接種、高齢者などを対象に開始

総じて、5類に移行されることによって、感染者の数に左右されることもなくなりました。そこで、振り返ると、私たちの毎日の生活に脅威を与えていたものが感染者の数ではなかったのか、と感じるようになりました。マスコミが報じる情報がどれだけ、社会全体に影響をあたえていたのか、情報をうまく操作し、社会不安をうまくコントロールすることが極めて重要ではないかと痛感した次第です。

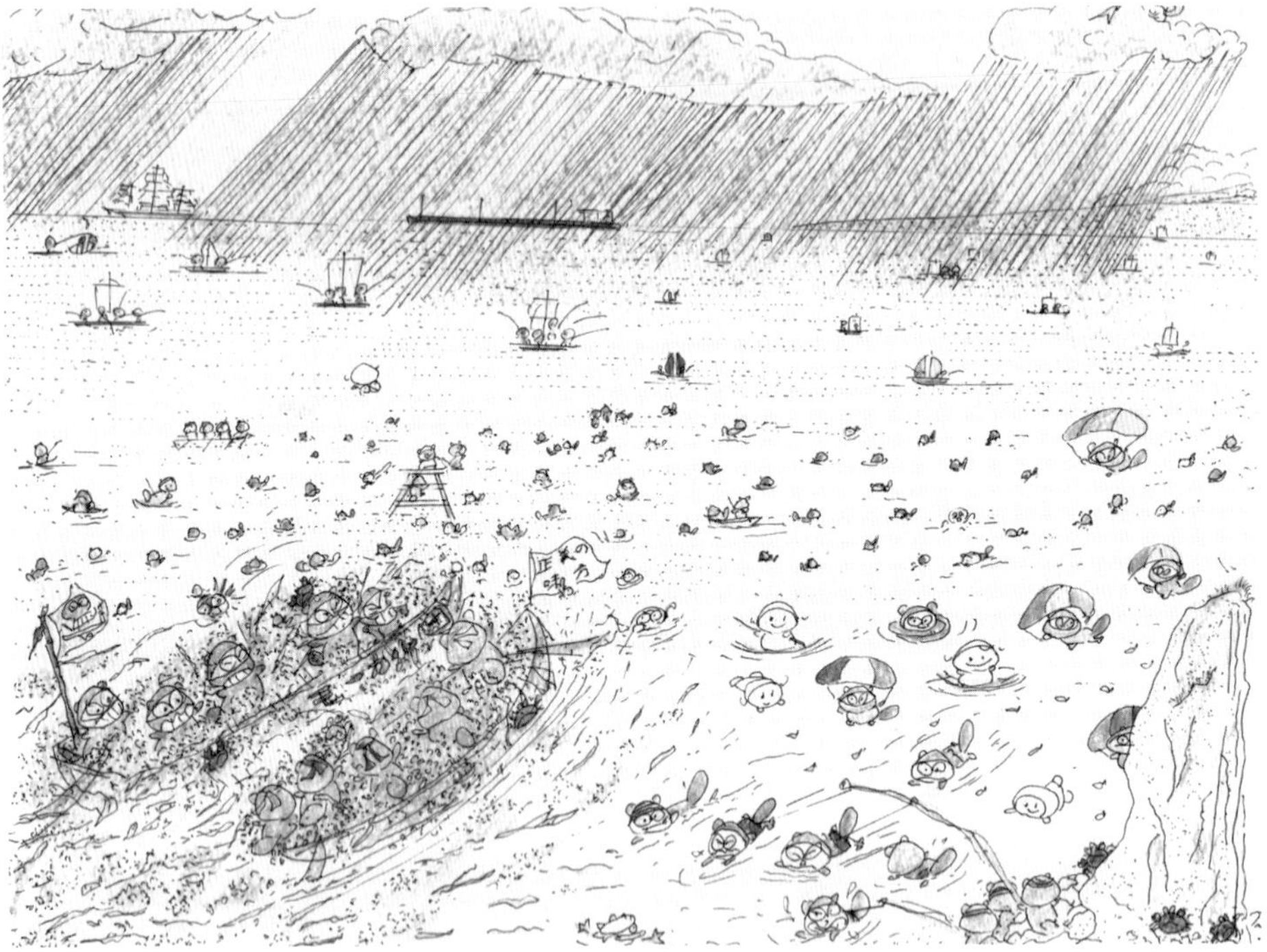

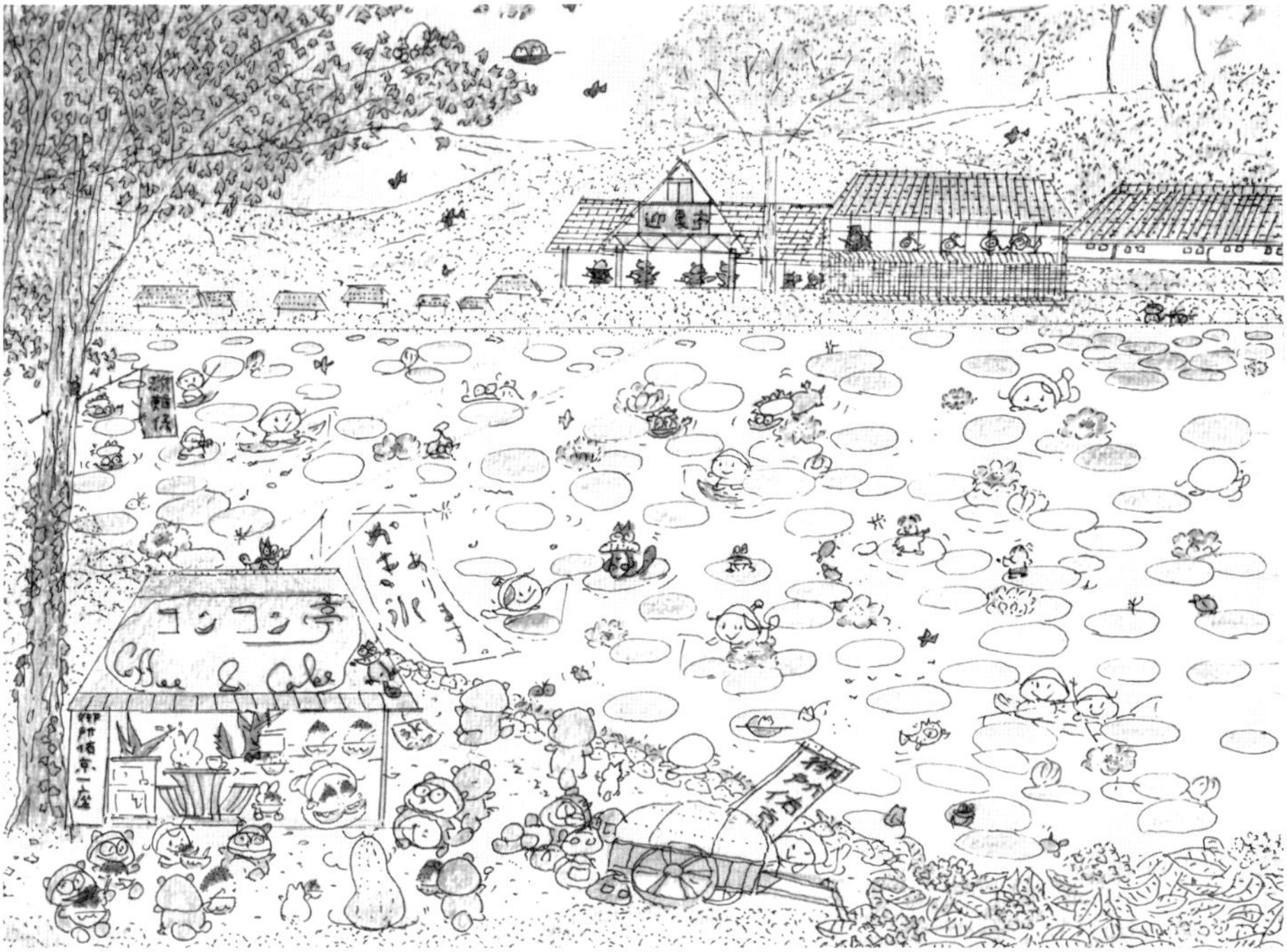

第2章

新型コロナの３年間を振り返る：感染症医として働く一社会人として

（青木洋介）

皆様、こんにちは。佐賀大学医学部に勤務しております青木と申します。

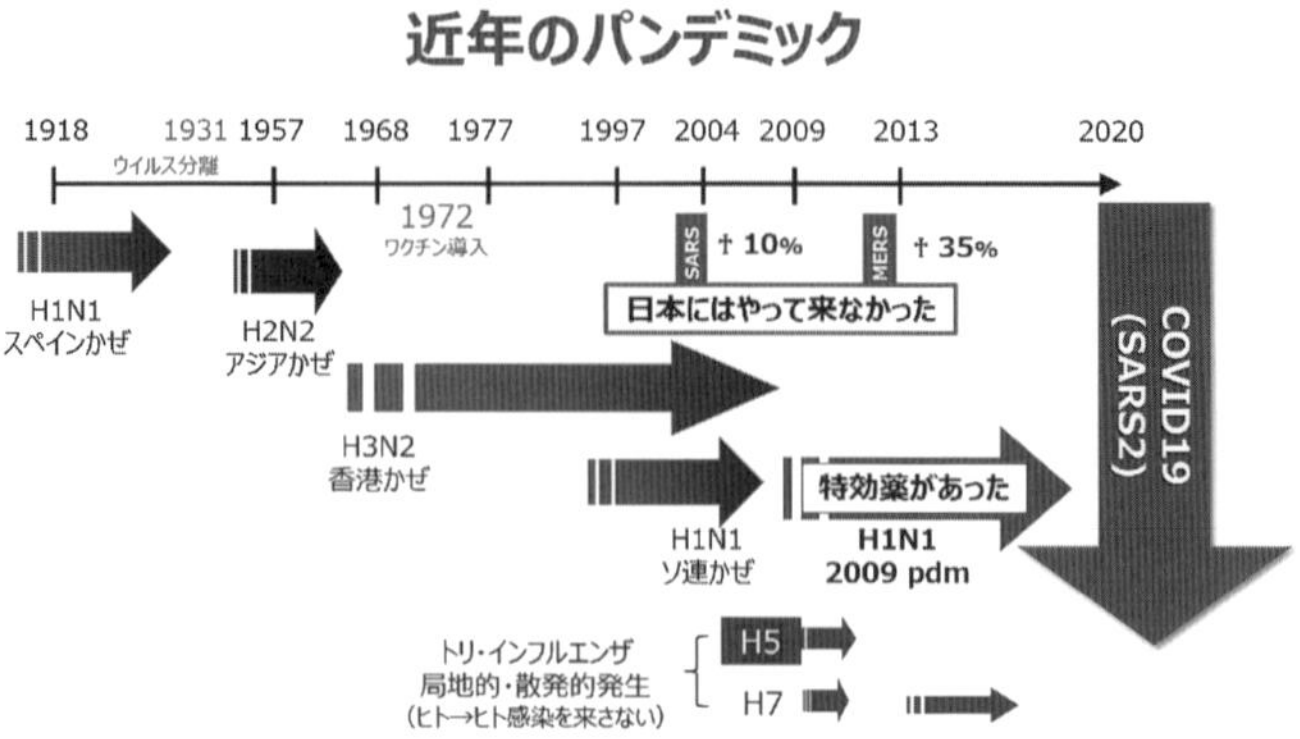

図　近年のパンデミック

新型コロナウイルス感染症が我が国で流行しはじめた２０２０年３月以降、私は感染症を専門とする医師として、医療機関や高齢者施設のみならず、大規模な工場、スポーツ施設、公的宿泊・収容施設、建設現場等、多くの人が集まる環境で起きたクラスター対策（クラスターは、感染が群発していることを意味します）に足を運びました。自分の車を運転して回りましたが、おかげ様で県内津々浦々の景色を目にすることもできました。また、ＣＯＶＩＤ−19および感染対策についての研修会講師として、行政および民間の各種団体の方々にお会いする機会を頂きましたが、このような活動の中で、今回の感染症に対する社会の理解が、過剰な対応や不要な心配を招きやすい状況にあることも実感しました。この感染症が正しく理解される余地を残したまま、新型感染症に対する人間の恐れと不安が雪だるまのように増大し、社会の先頭を転がって行く、というイメージに似ています。

私は、このような不安感をもっと軽減できたのではないかと、余熱の残っている現在も考えていますが、そのような中、佐藤武先生から「コロナウイルス感染症を振り返る本を刊行するので、感染症専門の医師の立場から今回の感染症に携わった経験等を紹介してほしい」との御依頼を頂きました。将来、このような感染症が再び流行した場合に、少しでも混乱や不安が少ない日常生活を送るためのお手伝いができるのであれば、と思いまして、佐藤先生の有難いお誘いをお受けすることにいたしました。

本稿では、まずインフルエンザ流行の歴史と、その中で起きたコロナウイルス感染症の本態について紹介し、感染症の拡がりに影響を与える因子について解説いたします。その後、このような感染症を過不足なく恐れるために必要な知識、考え方、あるいは身の処し方について、パンデミック対策に従事する中で読んだ書籍等を参考にしながら、私なりの考えを交えて述べさせて頂きたいと思います。

1. 人類が難渋を強いられてきた感染症：インフルエンザ

「近年のパンデミック」（メモ１）として図に示しますように、多くの人が罹《かか》り、旧《ふる》くは老若男女を問わず多数の死者を出し、今日的には高齢者の一部が亡くなり、仕事や学校を休むことを余儀なくされる感染症の代表は、やはりインフルエンザです。

（メモ１）

パンデミック：pandemicとは、pan（すべての）＋demo（ヒト）という2つの語句による言葉です。文字どおり、「すべての人が感染する伝染病」を意味します。人類が初めて経験する感染症で、免疫（抵抗力）を持つ者が誰もいない状況では、ある集団にその感染症が入り込むと、集団全体に拡大します。今回の新型コロナが正しくパンデミックに相当します。

その他にもepidemic（一部の地域、社会において流行する感染症）、endemic（熱帯地域のマラリアなど風土病的な感染症）という公衆衛生的用語があります。Pandemicについては社会の動き全体を抑制する、Epi-への対応は流行の火が燃えている地域のみを一時的に封鎖する（インフルエンザでの学級閉鎖、等）、En-については流行の原因となる因子を駆逐する（マラリアを媒介する蚊の発生を抑える、あるいは、マラリアが経験的に流行している地域に行く際は、感染予防薬を内服する、等）ことで対策を講じます。これらの公衆衛生的用語は、その感染症にどのような策を講じれば良いか、という考察に結び付きますが、一方、「〝新型〟感染症」という表現は、社会の不安を増大させる用語（新型）のように感じます。

歴史的には世界的大流行の記録が残っている１９１８年（大正７年）に起きたスペイン風邪が有名です。この感染症はA型インフルエンザのH１N１というタイプのウイルスが原因であったことが後に解明されましたが、１９２０年までに世界中で5億人が罹り５０００万人（もう少し大雑把な統計では1億人）が亡くなりました。１９３１年にインフルエンザの原因ウイルスが突き止められ、１９

72年にはワクチンも開発されましたが、その後も、ウイルスは変異を繰り返し、病原性を変化させながら、アジア風邪、香港風邪、ソ連風邪と表現されて来ましたが、これらは全てインフルエンザで世界的大流行を引き起こして来ました。死亡者も決して少なくはありません。直近では2009年に新型インフルエンザが流行しました。しかし、既に我が国では2001年から抗インフルエンザ薬を利用することが可能でしたので、2009年のインフルエンザは感染者が多いながらも社会不安を引き起こすことなく、予想したほどの大事には至ることはありませんでした（メモ2）。

（メモ2）

2005年頃より、「鳥型インフルエンザが人間に感染し、未曾有のパンデミックを起こす」という予想が独り歩きをし、そのような書籍まで出回りました。明確な根拠がないにも関わらず、人々の不安を煽《あお》るような「お話」はニュースで大きく取り上げられ、尾ひれ背びれがついて話が大きくなり、政府までが腰を上げざるを得なくなり、その流れが止まらなくなるような現象は「集団雪崩」と呼ばれます。この当時も新型ウイルス感染症前夜という感じで、コンビニにはいろいろなマスクを販売するコーナーまで設けられていました。しかし、結局２００９年に世界を席巻した新しいインフルエンザは、ヒト型ウイルスによるものでした。

それでも、保健システムの違いにより、抗ウイルス薬による治療が日本よりは受けにくい欧米諸国では、多数の死者が発生しています。ちなみに、我が国ほどすぐに、しかも安価な自己負担で治療薬の処方を受けることのできる国は他にありません。それは有難いことでもありますが、これが、ワクチン接種により感染症、特に成人の感染症、を予防しようとする意識が他国に比べて非常に低い要因にもなっています。

2. 対岸の火事：過去2回の新型コロナウイルス感染症

一方、２００２年と２０１２年に、それぞれ香港とサウジアラビアで、インフルエンザではなく、コロナウイルスによるＳＡＲＳ（重症急性呼吸器症候群）およびMERS（中東呼吸器症候群）が発生したのです（先に紹介した図の上方の2つの赤い枠です）。これらのウイルスはコウモリ由来と考えられており、死亡率は15％（SARS）、および35％（MERS）と高率で、その被害は深刻でした（メモ3）。

（メモ3）

コロナウイルスは哺乳類の風邪の原因として一番頻度の高いウイルスです。コウモリに風邪を引きを起こすコロナウイルスはコウモリ特有のコロナウイルスであり、人間に感染することはありません。ところが、野生界でコウモリに吸血されたアナグマやハクビシンなどの動物（中間宿主、と言います）を食肉用として屠殺する際に、あるいは、その肉を人間が食すと、中間宿主に混じっていたコウモリのコロナウイルスの遺伝子を人間が体内に取り込んでしまうことになります。中間宿主からヒトへ移動してくる際にウイルス遺伝子の変異があると、コウモリのコロナウイルスがヒトに感染性を有するようになります。更に、種の壁を超えた時には（コウモリからヒトへ）新しい宿主（人間）には甚大な健康被害をもたらすことが一般的です。高病原性鳥インフルエンザに感染した人の数は多くはありませんが、死亡率は40～50％と高率です。一方、ウイルスはヒトの体の中でしか増えることができませんので、感染した相手（ヒト）の多くが亡くなるようでは、周囲の多くの人々に感染が伝播しないので、ウイルスも繁栄することができません。従って、致死率が極めて高いウイルス感染症が長期にわたり多数の人の間で流行することは起きにくいと考えられています。

しかし、これらの感染症に罹患した人は2、3日以内に重症化し、病院に搬送されましたので、今回の新型コロナのように世界中に拡散されることはなく、日本にやって来ることもなかったのです。

そして、２００９年にやって来たのは、やはりＳＡＲＳではなく、鳥型インフルエンザでもない、ヒト型ウイルスによる新型インフルエンザ感染症でした。

私は以前から、「感染症の歴史をみれば、鳥型インフルエンザウイルスよりも、ヒト型のウイルスによる新型インフルエンザ感染症が起きる可能性が高い」と思っていましたので（県内のある市郡医師会の講演会でもこのように申し上げました）、この時、「思ったとおり」と心のなかで、少し得意げに呟《つぶや》いたように思います。これに加え、２０１９年12月に中国の武漢でコロナウイルスによる新たなＳＡＲＳが発生したニュースを見たときも、「専門家として少し気に留める対岸の火事」程度の認識だったように思います。日本に来ることはないだろうと高を括《くく》っていました。—もっとも、東京大学医科学研究所システムウイルス学分野の佐藤佳教授でさえ、この時期から少し後の、国内ではじめての感染者が確認された時点でのインタビューに対して「日本で流行することはないだろう」とお答えになっていますので、地方の一感染症医の自分が目測を誤っていたのは仕方のないことだと思います—。

3.〝やはり来なかった〟ものが、いつ来るか判らない

ところが、２０２０年が明けた頃から、武漢から世界各地にこの感染症が拡大し始めたのです。前2回のコロナウイルス感染症に比べると感染初期から軽症の人も多く、自覚症状も乏しいためビジネスや観光で海を越えて移動することが可能であったためだと思われます。それでも感染者の数が増えると重症例も次第に

多く認められるようになりました（高齢の患者さんの致死率が最大で1％程度）。実はこの頃から各国の多くの専門家から〝ＷＨＯ（世界保健機関）は早くパンデミック宣言をすべきだ〟、との声が上がっていました。しかし、それまで「パンデミックと言えばインフルエンザ」でしたし、前2回のＳＡＲＳ（香港）とＭＥＲＳ（サウジアラビア）はほぼ局地的流行に終始しました。しかも、２００９年の新型インフルエンザ感染症ではＷＨＯがパンデミック宣言をしたにも関わらず、流行は比較的短期間で終了し、健康被害の割に経済的打撃が大きすぎた、との批判がＷＨＯに寄せられたという経緯がありました。過去のこのような背景により、今回あらたに出現した、インフルエンザではないコロナウイルス感染症に対して、社会・経済的に重荷を背負わせることになるパンでミック宣言をして良いのか、との迷いがＷＨＯにあり、従ってＷＨＯはこの感染症を「ＰＨＥＩＣ」（Public Health Emergency of International Concern：国際的に懸念される公衆衛生上の緊急事態）として位置付けていました。しかし、中国以外の国での感染者数が2週間で13倍に増加するなど、この感染症の拡大が地球的規模で加速したことから、２０２０年3月11日にＷＨＯのテドロス事務局長によりパンデミック宣言がなされ、各国が強い危機感を持って感染者の発見や隔離、および感染拡大防止に努めるよう促しました。

日本では第1例目の感染者が確認されたのが2020年1月15日であり、その後、2月6日までの陽性者の全てが、武漢滞在歴のある方、あるいはその方々と接触歴のある人達でした。2月には豪華客船ダイヤモンド・プリンセス号で大規模のクラスターが発生したことは、皆様もよく覚えていらっしゃると思います。その後、国内でも帰国者あるいは感染者の周辺から感染者が散発するようになりましたので、佐賀県庁でも専門家による検討会が開催されました。しかし、この時点では、相手(ウイルス)の動きの音沙汰もない佐賀県でどのような事前対応をするべきか、何を準備すべきか、出席者の間でも一致したイメージがないまま、2、3回の会議での検討に終始したことを記憶しています。

2020年3月13日、佐賀県で第1号の感染者の報告がありました(私の還暦の誕生日でしたのでよく覚えています)。専門家会議を通して面識のあったNHK佐賀放送局の記者さんから電話で最初にご報告を受けたのですが、インタビューを受けながら、〝これまで「やはり来なかった」で済んでいたことが、いつまでも通用するとは限らない〟ということを痛感していました。過去の経験を頼りに先に起きることを推測する能力を持つことが、人間を他の哺乳類と区別する特性だと言われますが、当然ながらその推測には何の保証もありません（他の哺乳動物がそのような能力が一切ないとも言い切れず、人間にはない予知力さえあるかも知れません）。鉄血宰相と言われたドイツのオットー・フォン・ビスマルクは「賢者は歴史に学び、愚者は体験に従う」と言い残していますが、自身への反省をもってこの格言を思い出しました。

4．再び誤認

この反省は、人様を巻き込む私の所業によるものではありませんが、専門家として、私はこの後、もう1回、少しだけ周囲の方に影響を及ぼす誤りをしてしまいます。

２０２０年の佐賀県内（全国）の最初の流行が収束した頃、私は、これでこの感染症は終わったのではないか、と希望的観測を持ちました。今回のSARS-CoV-2（ヒトに重症急性呼吸器症候群を起こした2番目のコロナウイルス）はもともとヒトに馴染んでいた風邪のコロナウイルスとは違っているので（メモ4)、「流行が収束したということは、ウイルスが人間のことを適した感染相手ではないと判断し、退散したたのだろう」と思ったのです。

(メモ4)

コロナウイルスは紀元前8000年頃からヒトと共生してきたことがウイルス学の教科書に書いてあります。丁度、今から1万年程前になります。この間、4種類のコロナウイルスが風邪ウイルスとして人間世界と馴染《なじ》んできました。

1万年前といえば、人類が数名の集団で暮らす狩猟採取民族から、多くの人間が自分達の土地に定住して暮らす農耕民族へとシフトした頃だと言われています。定住して集団で済むには食料が必要です。鶏や牛を飼育し、卵や牛乳をエネルギー源として利用し始めたと考えられています。人間が感染症に悩まされるようになったのは、このように動物と同じ区画で暮らし始めてからです。結核はもともと牛の病気ですし、インフルエンザは鳥に由来します。

コロナウイルスが1万年前にヒトに感染を始めたころは、きっと今回のCOVID-19のような、生命を脅かす感染症として多くの人間の命を奪っていたと思われます。記録がないので判《わか》りませんが、おそらく数年以上、あるいはもっと長い年月をかけて、人間の風邪ウイルスとして、ヒトに馴化《じゅんか》し人類と共生し始めたのだと思われます。

このため、私は、それまで取材を受けてきた佐賀新聞の記者の方に、〝医療現場や行政、社会学や学校の方を交えて振り返りの会を持つのは意義があるのではないか〟、という意味の提案をしたように覚えています。その後、佐賀県の副知事も交え、多職種の座談会のようなものを佐賀新聞社で開催して頂きました。しかし、今振り返るとCOVID‐19はその当時、流行第1波が終わっただけで、その後、二年以上もこの感染症が続くことになることを予想できていませんでした。コロナウイルスによる重症肺炎の感染症は日本には来ないと思っていたことを自分なりに反省していたものの、日本に来ても、前2回のSARSやMERSと同じように長く続くことはないだろうと思いこんでいた節が自分にはあります。「日本に持ち込まれた」という点で既に前回のウイルス感染症とは異なっているのに、〝流行後の収束の仕方は前2回と同じだろう〟、と考えていた浅慮さが迂闊《うかつ》な言動に繋《つな》がり、関係諸氏にご迷惑をおかけしたかもしれないことを反省しています。

5. ウイルスはどのようなところにいますか?

新型コロナウイルス(に限らず、全てのウイルス)が空気中に自然に湧き起こって来ることはありません。ウイルスは感染したヒトの体内でしか生きる(増える)ことはできませんので、環境のあちこちに長時間にわたりウイルスが漂っている、あるいは、付着している、という心配はいりません(メモ5)。

(メモ5)

感染者の飛沫に含まれるウイルスが環境表面に付着したとしても、数時間~2日程度で死んでしまいます。確かに、この時間は環境表面の検査で〝陽性になり得る〟ということですが、これはPCRという「ウイルスの遺伝子の断片を高感度で見つけ出す検査が陽性」ということであり、感染力を有する生きたウイルスがいるとは限りません。おそらく、もっと短時間で感染力が無くなっていることが推測されます。

仮に物品に付着したウイルスが手に付いても、それで感染することは無いと考えて構いません。しかし気になる、ということであれば、物品を消毒しようとするのではなく、物品に触れた自分の手を手洗いなどできれいにするほうが予防効果が確実です。

日本での最初の感染確認群がいずれも武漢との直接な繋がりがあった方に限られていたことでわかるように、佐賀県第1号の陽性者の方は、その方のお住まいにおいて自然に発生したウイルスに感染した可能性はゼロと言って良く、発症する数日前に、接触のあった誰かから飛沫を介してウイルスをもらっていることに間違いありません。翌日、この陽性者の方が、海外から帰国されたばかりだということが報じられ、当時の諸外国の感染状況から、おそらく渡航先で感染を受けたものだと思われました。それ以前に検査で陽性が確認された方は佐賀県にはいませんでしたので、地元で生活しながら罹りようがないのです（ただし、これは我が国での発生初期段階の考え方です）。

これに先立ち、前月の2月に文部科学大臣名で全国の小中高の学校の臨時休校措置が取られていましたが、佐賀県第1号の発生を受け、3月16日（月）以降も県立学校は休校継続となり、市立あるいは私立の学校に対しても同様の要請がなされました。私個人は、このような流行状況、すなわち、陽性者の感染伝播経路を追う事が可能な、ごく少数の発生状況の時点で県下を一斉休校とする必要はないのでは、と思いました。しかし、県民の不安も、実際の感染リスクに比し過剰に大きいとはいえ、考慮する必要があったと思いますので、この行政判断は仕方なかったのだと思います。しかし、休校措置となり安心する保護者の方がいる一方で、国外で感染した可能性が高い1名の陽性者が確認された時点で休校を継続することは、もしかすると、〝既に佐賀県内のどの地域にも大気中に新型コロナウイルスが漂っている〟との理解を生んだ可能性も否定できません。

この時期よりも少し後でしたが、地元の夕方のニュース番組に出演した際、おそらく小学生のお子さんを持つ親御さんからだと思いますが、「学校の敷地内ではどのような場所にウイルスがいるでしょうか？」とのご質問を頂きました。おそらく、「その場所が特定できれば子供をそこに近付けさせない」ことで学校での感染を防ぐことができる、との親御さんのお考えであることはよく理解できます。しかし、学校のどこかにウイルスがいるかもしれないから休校になったわけでは決してありません。学校内のどのような環境にもウイルスはいませんので、

「小学生のお子さんは学校と家の行き来のみであり、学校の帰りに遊興施設に足を踏み入れてウイルスを誰かから貰《もら》うことはありません。お子さんが感染するとすれば、多様な社会的環境で感染を受けた親御さんがいらっしゃるご自宅である可能性が高いので、どうぞ親御さん方が感染しないようご留意ください。その限りであればお子さんを安心して学校に通わせて下さい」と説明いたしました。

専門家として、「まだまだ注意が必要です」、「いつウイルスが再び強毒に転じるか判りませんから、このままの対策を厳守して下さい」と言い続ける方が発言の責任を問われることはおそらくありません。しかし、私は、やるべき事とやらなくてよい事、可能性が高いことと低いことを区別して、わかりやすく説明することが専門家に求められる役割だと思います。公園での散歩など、広いスペースで隣に人もいない環境でマスクを付ける必要はありませんし、自分一人しか乗っていない車の中でマスクを付けて運転する必要はまず絶対にありません（外気が入ってくるとしても、時速40㎞で走る車は、前方の空気を切り裂きながら進んでいますので、万が一よりも低い確率で外気中に一定の密度でコロナウイルスが漂っていたとしても、前進して来る車の風圧で雲散霧消してしまい、車の中に入って来ることはありません）。

とは言え、一般の方々のご心配や不安を払拭しようと試みるのは非常に難しいことであり、皆がコロナウイルス感染症に慣れて行く時間が必要なのだろうと思いました。

6. ウイルス感染症の流行を規定する因子

ここではウイルス感染症の増え方、流行拡大のあり方について、少しだけ専門的な内容も交え、解りやすくご説明を差し上げます。個人レベルで行うことのできる感染対策の手法についてのご理解の一助となれば幸いです。

まず、左の2つの図の感染者の増え方を比べてみて下さい。感染を受けた1人から、その周囲にあらたに2人の感染者を生む時、「再生産指数R0＝2」という表現をします（右側のグラフ）。感染拡大の繰り返しが2回であれば4人、4回であれば16人の新たな感染者を生みます。この数値自体、それほど大きな感染者数に感じませんが、感染の繰り返しが20回あった場合、単純に計算すると感染者の総数は104万8576人に達します（左のグラフは、毎日2人ずつ新たな感染

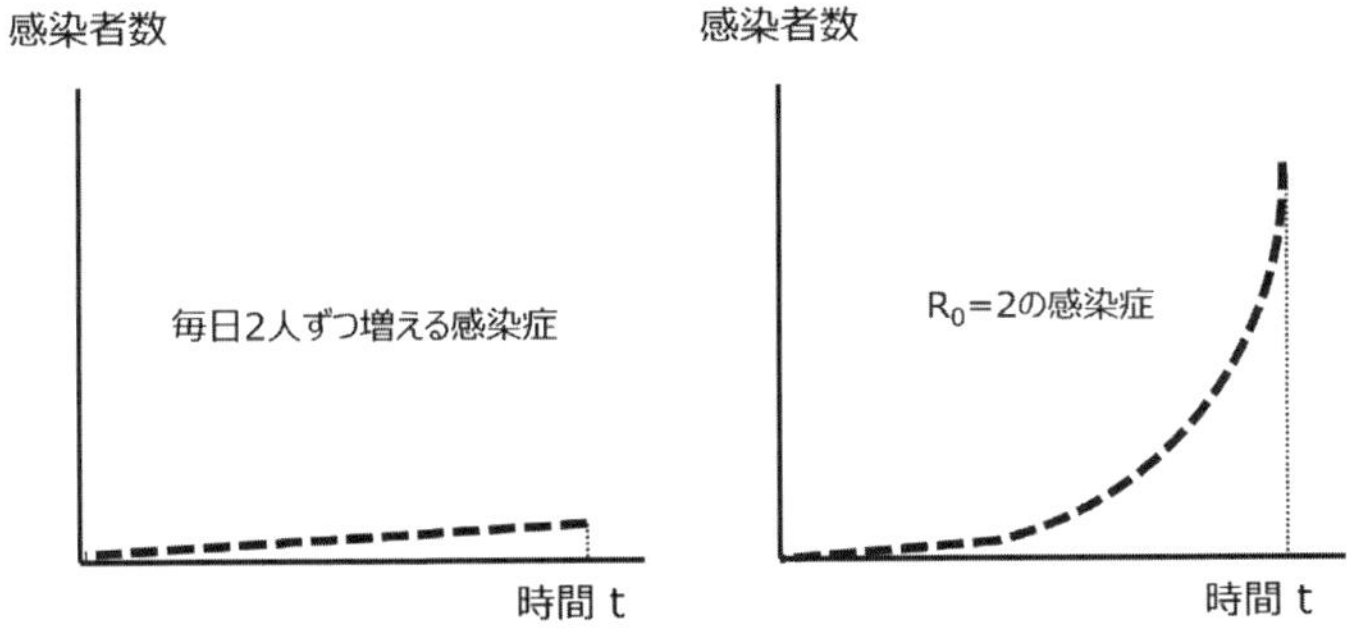

者が発生する場合の増え方であり、右のグラフと比べると、いつまでも緩徐な流行に留まることをご理解頂けると思います）。

勿論《もちろん》、自然軽快する人が大多数ですので、この時点で１００万人を超える人が寝込んでいたり、入院したりしているわけではありません。しかし、皆さんに想像してほしいことは、「しばらくは感染者の増加がなだらかに見えても、ある時点を超えると２、３日のうちに、手が付けられない程、爆発的に感染者が増える」ということです：今回のＣＯＶＩＤ-19は、我が国では、２０２１年末までの約２年間の感染者数の増加は上に示した右側のグラフの平定な部分に対応し、２０２２年の１年間で、グラフの急峻な立ち上がり以降の増え方とほぼ相応する感染拡大を示しました。

今回のパンデミックはウイルス学的には終息しているわけではありませんが、人々の不安の払拭や社会的機能の維持という観点からはほぼ終息(収束よりも〝終わり〟の意味合いが強い)しつつあると思います。しかし、今後、あらたなパンデミックがいつ起きるかは予測できません。いずれにしても、インフルエンザやコロナのような、飛沫感染でうつるウイルスが原因となる確率が高いと考えます。

そこで、このようなウイルス感染症の流行を抑制する効果のある4つの方法について、以下に説明致します。

1) 感染者からのウイルス排出を抑制する

ウイルスに感染した人が、咳《せき》あるいは呼気中にウイルスを排出する期間が短いほど、また、排出されるウイルス量が少ないほど、流行を抑制することになります。しかし、人間の力でこのような終息をもたらすことはできません。これができるのは、抗ウイルス薬(ウイルスをやっつけるお薬)のみです。

2009年に新型インフルエンザウイルスがパンデミックを来しましたが、今回の新型コロナのような大流行を来さなかったのは、既に抗インフルエンザ薬があったからです。感染した人が直ちに抗インフルエンザ薬を服用することで、飛沫に含まれるウイルスの量を減少させ、同時にウイルス排出期間が短くなり、周囲への感染拡大に大きくブレーキをかけることができます。新型コロナの治療薬は、２０２４年２月現在、複数の治療薬が利用できるようになっています。

2）ヒトとヒトが接触する機会を減じる

この機会を少なくするほど、即ち、感染者と非感染者が接触する可能性を制限するほど、ウイルスの伝播《でんぱ》は起きませんので感染拡大を抑制することが可能です。学級閉鎖や一斉休校（自宅学習）、時短営業、テレワーク、ｗｅｂ会議などは、この事を目的に行ってきたものです。現在は解除されていますが、濃厚接触者となった場合の「自宅待機」も同様の効果を狙ったものでした。

時短営業は飲食店等の経営者の方がお困りになったと思います。しかも、一時期、飲食店でクラスターが起きると、店の名前が公表されていました。店内で感染症が発生した場合、それが食中毒であれば、その飲食店は食材等の衛生管理責任を問われ、保健所からの調査が入ります。しかし、新型コロナのクラスターが発生しても、それは、感染したことを気付かないお客さんが持ち込むことが多く、この点については飲食店に責任があるとは言えません。ただ、店内のスペースが限られ、換気も十分に行えないことが多いため、他のお客さんや、従業員の方に感染が伝播しやすい状況にはあったかもしれません。しかし、コロナウイルスがその飲食店で提供される食材に付着しているわけではなく、店内で自然発生することもないということは冷静に理解しておくことが必要だと思います。

3）接触してもウイルスが伝播する可能性を低くする

人間らしい社会機能を保つためには、あるいは、ヒトの生活様式の本能として、人同士の接触を長期間に渡り遮断することはおそらくできないと思います。そこで、人同士が会合を持っても、感染が伝播しない方策を導入することが必要です。マスク着用はその最たる方法です（メモ6）。あるいはソーシャルディスタンスを保つこと（人と人との間隔を1・5～2mほど空ける）も有用です。室内換気を十分に行うことも、人の呼気（吐いた息）が閉鎖空間の中に充満することを避ける方法として有効です。

（メモ6）

インフルエンザやコロナウイルスなど、飛沫により伝播する感染症を予防するには「不織布マスク」を着用して下さい。繊維を織ることなく、ランダムに絡み合わせた構造になっているものが不織布です。通気性や吸水性に優れており、医療用マスク、オムツやウェットティッシュに利用されています。私は、自分の部屋で、机の上に置いていた不織布マスクに少量のコーヒーをこぼしてしまいましたが、マスクの反対側まではコーヒーは浸透しませんでした。つまり、マスクを付けていない人の飛沫が自分のマスクに付着しても、その飛沫が口や鼻孔を覆っているマスク内面まで浸透するリスクをほぼ無くしてくれるのが不織布マスクです。ガーゼ状の布マスクにはこのような高度の防御能は期待できません。

ちなみに、ガラパゴス諸島での観光案内板には「野生の動物との距離を2mとる（離れる）こと」と掲示されているそうです。人間に襲い掛かってくる獰猛な動物はいないと思いますが、アザラシのような哺乳動物の飛沫（くしゃみ等）にどのようなウイルスが含まれているかわかりません。イヌやネコなど、愛玩動物は人間との共生の歴史が長いので、ウイルスのやり取りをして互いに馴染んでいるかもしれませんが（推測です）、愛玩動物ではない哺乳類が有するウイルスへの暴露はなるべく避ける方が良く、そのためにも一定の距離以内に近寄らないことが安全かもしれません。

4）感染に罹りやすい人口割合を減らす：ワクチン接種

ワクチン接種を受ける人口が増えることが、集団における感受性者（感染に対する免疫能を有しない者）を時限的にでさえ減少させる効果をもたらします。つまり、感染者数が短時間に急激に増えることを防ぐことが期待できます。

ここで重要なことは、未感染者にウイルスが感染するよりも先に未感染者にワクチンを接種することが重要なのです。即ち、スタートラインに新型コロナウイルスとワクチンの二者が並び、１００m先のゴールにいる未感染者にどちらが早く（速く）到達できるか、競走なのです。ウイルスよりも早く到達しなければなりません。そのために、できるだけ多くの未感染者に、できるだけ短い期間に（速

ウイルス感染症の拡大を抑制する方策

	感染拡大抑制策	具体的手法	備考
1	感染者からのウイルスの排出量・期間を抑える	抗ウイルス薬による感染した個人の治療	すぐに利用できない
2	人と人の接触を制限する	休校、テレワーク、Web 会議、時短営業、など	感染症の発症後、ただちに措置を講ずることができる（非薬物的介入）
3	ウイルスの伝播を阻害する	マスク着用、ソーシャルディスタンス、室内の換気	
4	抵抗力を持つ人口を増やす	ワクチン接種	すぐに利用できない

く）ワクチン接種を完了することが必要です。佐賀県内でも市町村単位、あるいは県単位（佐賀県庁県民ホール）で2021年に大規模集団接種が行われたのは、このような理由によります。

ただ、現行のコロナワクチンは、麻しん（はしか）ワクチンのように「2回打てば、ほぼ生涯にわたり感染予防効果が続く」という効果はありません。この点はインフルエンザのワクチンも同じです（ですから、我々医療従事者も毎年打っています）。しかし、仮に一定期間に限られるとしても、感染を防ぐ免疫を多くの人がワクチン接種により獲得することが、罹患した個人が重症化する、あるいは、地域人口の大集団が一時期に感染症に罹り、医療・社会の機能が麻痺《まひ》する、ということを避けることを可能にします。ワクチン接種は集団防衛策でもあるのです。

1）～4）に述べたことを前ページの表にまとめました。「2」と「3」は、流行拡大を制御するための非薬物的介入（NＰI: Non-Pharmaceutical Intervention）と呼ばれます。専門家によっては、「4」もNＰIに含むとする意見もあります。人類が初めて遭遇するウイルス感染症が流行した場合、発生当初は人間サイドは治療薬を持ちませんから、「2」と「3」をまず統制的に行う必要があります。当初はこれしか方法がないのです。この2つを遵守しながら、自由に動くことを制限された不自由さの中で、治療薬あるいはワクチンの開発を待つことになります。

これまでパンデミックと言えば、専門家の間では、＝（イコール）インフルエンザでした。そして、何と言っても治療薬を持っていることが、この感染症に対峙する人間の強みでもありました。ところが、今回、過去100年間の現代医学の発展の中で人類が初めて経験する、治療薬もワクチンもないパンデミックを迎えたのです。それまで、「2」と「3」に相当する集団的防衛戦略を学ぶ術も必要もなかった現代人が、これらのNＰIを遵守することを初めて余儀なくされた「新型ウイルス」による感染症でした。今後、このようなパンデミックが再びいつ起きるかを〝予測〟しようとするのではなく、いつ新たな感染症が起きようとも、社会生活を送る各人がＮＰＩの意味を理解し、それを各自が〝予防手段として講じることができるようになっておく〟ことの方が重要です。

これに加え、今回の二次的健康被害ともいえる、人々の不安や恐怖が、どのような機序により生まれ、不必要に増幅され得るのかについて知っておくことも必要かも知れません。

7．〝新型〟感染症の心的脅威

コロナ対策に従事した中で、あるいはニュースなどを見聞きしながら、社会は「コロナウイルスの健康被害がどの程度であるか」、よりも、「コロナウイルスの健康被害がどの程度であるかと〝感じるか〟」により多きな不安を抱えるのではないか、と思うようになりました。

1）恐れる本能

太古の昔、草原で暮らす人間の祖先は、ブッシュで〝ガサガサ〟と音がすると「ライオンだ！」と考えて一目散に逃げていました。その時、ライオンかどうかを確かめにブッシュに入り込んだ者はライオンに襲われて死んでしまいました。つまり、危険を感じると一目散に逃げる人のみが生き残り、その遺伝子を後世まで我々子孫に残すことができたのです。リスクを恐れない人は命を落として子孫を残すことができません。つまり、人間は〝恐れること（生き永らえようとすること）〟を本能として受け継いできた生き物なのです。

と、いうことを、認識論者であり、世界的大ベストセラー「The Black Swan: The Impact of the Highly Improbable」の作者であるナシム・ニコラス・タレブ氏が人間の本質として言及しています。また、イスラエルの歴史学者であるユヴァル・ノア・ハラリ氏は、人間は昔から病気や交通事故で死ぬことよりも、感染症や天災で命を落とすことを怖がってきた、とも言っています。メモ4に書きましたが、大昔、交通事故は起こるはずもないので、それはある種の喩《たと》えだとしても、医学の芽程度のものも生まれていなかった頃でも、吐いたり、下痢をしたり（胃腸炎）、体に赤い発疹が出たり（麻しん）、あるいは息苦しくなりながら（肺炎）、次々と周囲の者が亡くなることを経験していたであろう太古の人々は、〝感染症〃という認識はないとしても、周囲の者に同じような異常が伝染していく様を恐れていたことは容易に想像がつきます。

危なさそうだ、ということを瞬時に察知し、忌避する習性。即ち、感染症を怖がる遺伝子は、中世のヨーロッパで大流行したペスト（黒死病）の死神を描いた絵画にも象徴されるように、有史以前のはるか昔から、つい最近である中世を経て今に至るまで、ずっと受け継がれていることを改めて感じます。

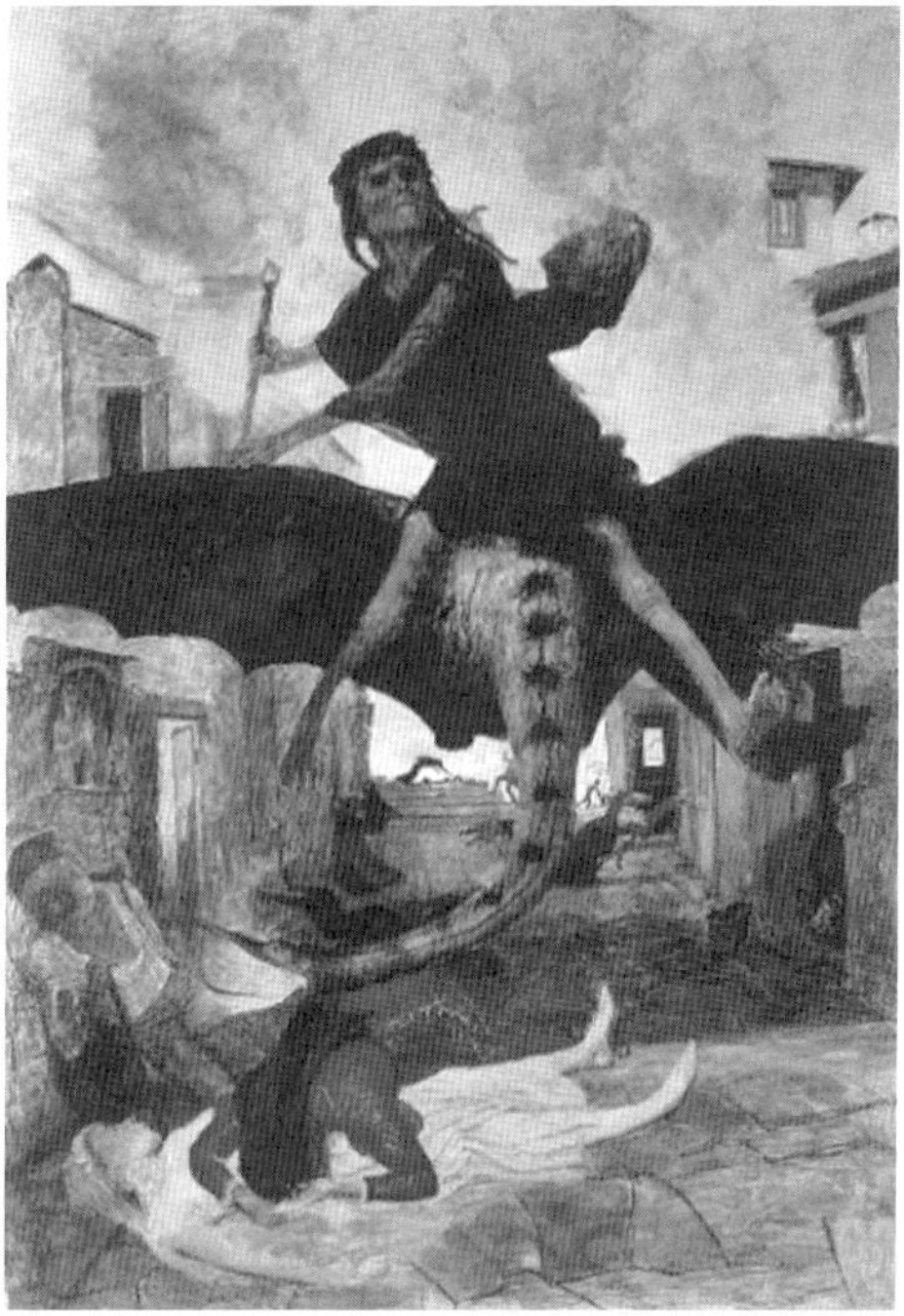

（Arnold Bocklin作「ペスト」、
スイス：バーゼル美術館蔵）

新型コロナの流行が始まった頃、感染した人を悪く言う、あるいは、遠ざけようとする風潮が国内に無かったとは言えません。感染のためホテル療養を余儀なくされた知人からは、感染したことに罪の意識を感じたことさえある、とも聞きました。連休に東京から帰省することを躊躇した方も決して少なくないと思います。実際、我々の職場でも、東京出張から佐賀に戻った職員に、会食などしていなくてもＰＣＲの検査を行っていました。県境を跨《また》ぐことの可否が言われていた時なので、このＰＣＲ検査も〝仕方ない〟としか表現のしようがなく続けていましたが、陽性になる職員は一例もいなかったので、暫《しばら》くして中止になりました。東京に行っただけでＰＣＲが必要なら、「東京在住の人は毎日ＰＣＲを施行しなければなりません」という理屈になります。また、県境を跨がないように、との考え方は、「不特定多数の人々と近距離で接触しないように」という注意喚起と意味は同じです。県内にいてもこのリスクは発生しますし、県外でもこのようなリスクを避けることはできます。「三瀬トンネルを福岡県側に抜けると、いや、抜ける前でも走行中に県境の表示を越えると空気中のウイルス量が変わるのか？」と尋ねたくなります。そのようなナンセンスが常識になってしまった職場は多いと思います。コロナの不安がほぼ終息した今だからこう言えるのかもしれませんが、やはり、不要な検査が日本全国で沢山《たくさん》行われていたと思います。とはいえ、検査陰性を確認することで「不安を解消できる」ということが、人間の本能を満足させるために必要なのかもしれません。

しかしながら、当時は、社会全体が、この〝ペスト〟の絵に描かれている、空中を飛び回りながら街中の人々の命を残虐に奪う悪魔のようなイメージを、陽性と診断された人に向けていたのではないでしょうか。〝咳をしても一人〟(尾崎放哉の句)ではありませんが、〝咳をしてもジロリ〟という空気さえ漂っており、社会全体に恐怖心、あるいは警戒心が充満しているように感じました。

古代人にとってはおそらく理解不能な科学の発展・繁栄を自らがもたらした現代でも、ヒトの行動本能は一つも変わっていません。本能を取り払ってしまうことはできませんが、このような感染症に将来再び遭遇した場合、〝恐れること〟を人間の行動科学として広く説明し、恐れなくなることはできないとしても、〝過度に恐れてストレスを感じてしまう必要はありませんよ〟という不安軽減のメッセージとして伝えることには大きな意味があるのではないかと考えます。

2）じか箸を使わない？ 都市伝説を生む〝しんがた〟の威力

「新しい、未知のものを警戒し恐がる」というのは人間の特性ですので、〝しんがた（新型）コロナウイルス〟という語句自体が日本人にとっては怖い響きを持つのではないでしょうか。

お盆の帰省シーズン直前のニュース番組で、「親戚一同が集まる会食の場では〝じか箸〟を使わないようにする方が良いと聞きましたが、本当でしょうか？」、との視聴者からのご質問もありました。確かに、感染確認の検査として「綿棒を口に咥《くわ》えて頂き、唾液を染み込ませたものを検査に供する」ということをやっていましたので、このお尋ねにも意味があると思います。しかし、じか箸を使わない、という案は理論としては正しいのですが、それは〝親戚の中の誰かが感染している〟という前提ですので、そうであれば、そのような会食はしない方が良いかも知れません、ということを申し上げました。しかし、よく考えてみると、じか箸禁止！としてでも身内同士で無事を確認し合い、仲良く集うことでコロナ禍のストレスを発散したいという思いが誰にもあるのかもしれません（そこまで考えて質問にコメントをすべきか、という事も考えてしまいます）。しかし、血のつながった者同士といえども、じか箸を使っている者は誰もいないか、という監視の目線が気になるようであれば、会食の楽しさも半減するかもしれません。いずれにしても、〝じか箸を使わない〟という考えが都市伝説のように広がって行く様には〝しんがた〟の威力を感じざるを得ません。

3）県民ホールに敷設したカーペット

—ワクチンを打って3時間半後に死亡—。これは、ワクチンの集団・職域接種が始まって暫くしてから朝の民放ニュース番組で取りあげられた〝ニュース〟です。今回のワクチンはメッセンジャーRNAワクチンという、これまで使用されたことのない、それこそ〝シンガタ〟のワクチンでしたので、副作用を懸念する声が当初から多く聞かれました。ワクチン接種後の体調不良は軽重様々なものが認められましたが、ワクチンの直接の副反応として因果関係が証明されたものは（ほとんど）無いといっても過言ではないと思います。ただし、接種した部位の筋肉痛や接種後の発熱はワクチンに対する生体の反応であり、これは、ワクチンにより免疫を獲得するために期待される反応と対比して「副反応」と呼ばれ、ワクチンとの因果関係はあると思います。しかし、〝ワクチンを打って3時間半後に死亡〟というショッキングな出来事を、ストーリー性を持たせた悲劇的なニュースとしてテレビのニュースや週刊誌で伝えられると、コロナウイルスの感染拡大よりも速く、かつ、ワクチンを打った人よりはるかに多くの国民に「ワクチンは危ない」というイメージを刷り込んでしまいます。ニュースの内容をどう考えるかは〝視聴者の自由〟かもしれませんが、治療薬も無く、ワクチンの予防効果に期待が寄せられている緊急事態の中、なぜヒトの不安本能につけ込むかのような報道をするのか、と非常に腹立たしい思いをしました。実際、ワクチン接種が始まってからは、「コロナウイルスもコロナワクチンも、コロナと名の付くものは何でも怖い」という空気がありました。これを如実に感じたのは、佐賀県庁1階の県民ホールにおいて2021年の梅雨明けから約半年にわたって週末の土・日に実施されたワクチン接種の会場においてでした。

〝ワクチン接種によりアナフィラキシーショックが起きる〟、という怖いストーリーが接種開始時から独り歩きをしていました。今のSNSの時代、ワクチン副反応として有ること無いこと全て取り混ぜて無限大に広げるのは容易なことだと思います。夏休みに相当する期間、高校生を中心に接種を行いましたが、接種後

15分間待機の経過観察エリアで、パイプ椅子に座っている間に顔面蒼白となり、意識朦朧《もうろう》となって床に崩れ落ちる高校生が予想以上に多く認められました。この反応は、血管迷走神経反射と呼ばれ、不安感が強いと自律神経の一つである副交感神経の緊張が強くなり、血圧が低下し脈が遅くなる状態を招きます。アナフィ

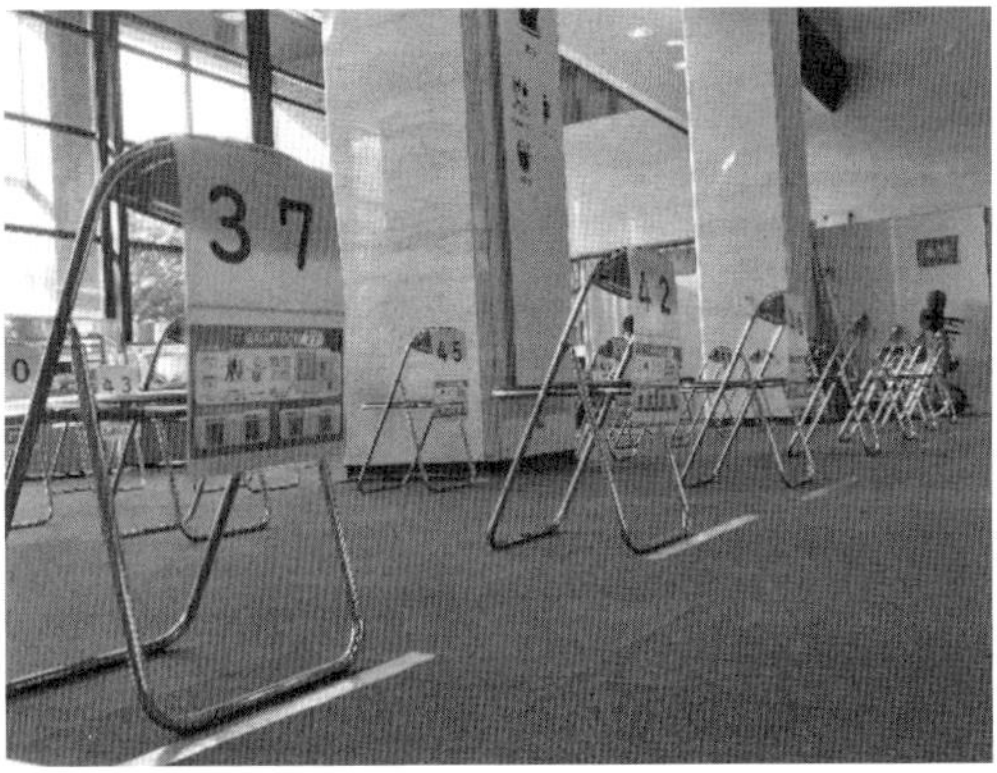

待機スペース（カーペット敷設後）

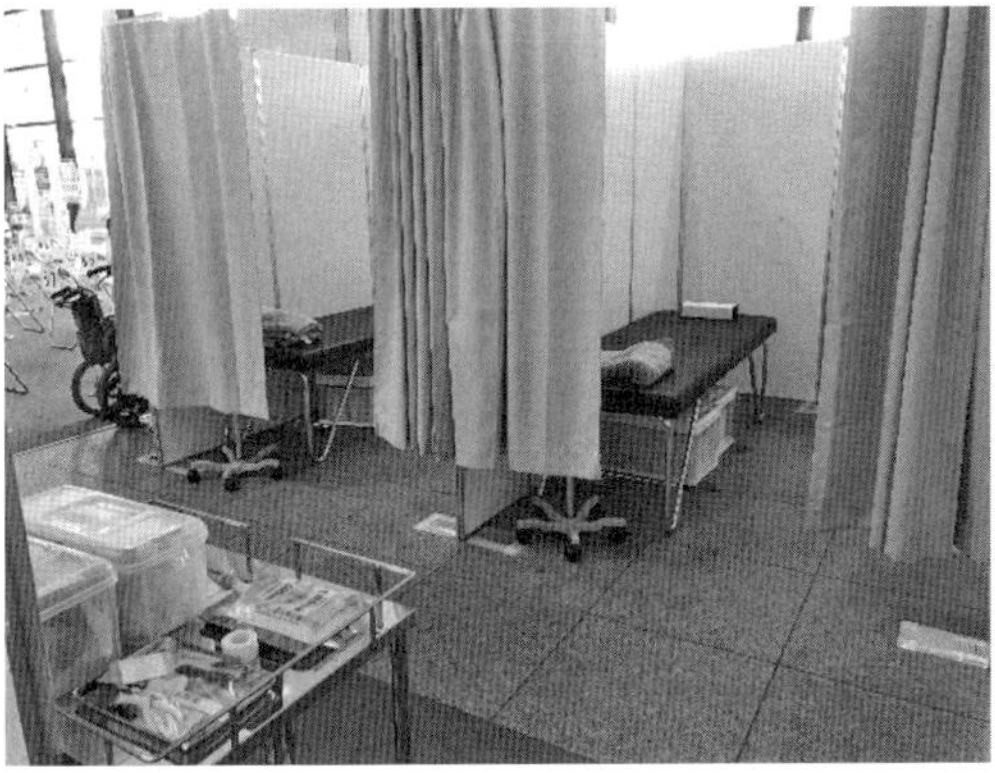

気分不良者をケアする救護スペース

ラキシーショックとは全く異なるものです。おそらく待機している間に、〝いまから何か副反応が起きるのでは…〟という不安感が高まり、この血管迷走神経反射を起こしやすくなることが考えられます。更に、このような気分不良者が出ると、周囲に座っている高校生にその不安感が伝播して次々に倒れる、という事が少なからず起きました。私が会場に詰めていた期間、血管迷走神経反射を起こした高校生は、いずれも全て歩いて帰宅することができましたが（この反応は時間が経過すると消失します）、コンクリート状の床に顔面を強打した方もいたので、大きな事故にならないよう県にお願いして待機スペースにはカーペットを敷いて頂きました。

4）市中感染という用語

いつ頃からか正確には覚えていませんが、この用語もテレビ、ラジオ、新聞等で頻回に使われるようになりました。感染源と思われる方との接触がよく分からない新規感染者が増え始めた頃からだと思います。おそらく、「空気中にウイルスが浮遊していて、市中を歩くだけでも感染するのでは」という怖いイメージで使われ出したのだろうと思います。しかし、日本で、あるいは佐賀県で第1号となった感染者が報告された当初から、この感染症は市中でうつる感染症＝「市中感染」なのです。用語の定義を専門的に理解して下さい、とは申しませんが、〃いよいよ市中感染のフェーズに入った〃というような表現を聴くと、市中で日常生活を送る人々の不安を煽るだけではないか、と懸念していました。しかし、シチュウカンセンという言葉がメディアで大規模に使われるようになると、その解釈が正しくないまま、この語句がそれこそ市中感染のように流行し、訂正することが非常に難しくなります。例えるなら、本来の航海図から徐々にそれて行く船の航路を視認していながら修正することができない、という感覚に似ているかもしれません。

この第7項では、医学的側面というよりもコロナ禍の感染対策やワクチン接種に従事する中で感じた矛盾、不条理等について、人間心理学的（というには程遠いと思いますが）な側面を交えて紹介致しました。この項の記載が長くなってしまいましたが、本稿をお読みになっている方々に、ぜひ知っておいて頂きたいと考える、ヒト心理の落とし穴を紹介します。

それは、「非常に稀《まれ》な出来事でも、それが悲劇的、あるいは不安を煽るような事態である程、ニュースの対象となり、かつ、メディアが競って報道するため、それを何度も耳にすることになり、この結果、その深刻な事態―例えば、ワクチンによる重篤な副反応―が〝頻繁に起きている〟、〝あちこちで起きている〟と錯覚してしまう」ということです。人間の脳の機能がそのように働くようにできているのです。頻回に耳にするので、関連のある事象を見聞きした時に、その稀ながら深刻な出来事がすぐに頭に思い浮かびます。このように、「すぐに想起できる」ことを「頻回に起きている」こととして混同し、自分が負うリスクを実際の確率よりも非常に高く見積もってしまうことが、我々人間の持つ「リスクを極力避けようとする脳の習性」です（この反応をAvailability Heuristicと呼びます。興味のある方はGoogle等で検索してみてください）。

ニュースで報道されることについては　〝これは頻度的には少ないことなのだ〟と冷静に受け止めることができれば不安を軽減することができます。

終わりに

今回は、新型コロナウイルス感染症についての医科学的振り返りというよりも、感染症医として働く一社会人として、自身の興味の対象である社会学的な視点から、コロナ対策での見聞を基に考えたこと、そして、皆様にお伝えしたいことを書かせて頂きました。

フランスの人口統計学者・人類学者であるエマニュエル・トッド氏によれば、社会科学は「人間自身が自分たちを理解しようとする学問」と定義され、氏はその目的を「人間の社会を描き出すこと」だと表現しています。私が本稿に記載した内容は、コロナ禍における自分たち（人間社会）のあり方について、医療社会学的視点に立った主観、の域を出ていないと思います。しかし、コロナ禍とは何だったのか?という問いは、社会で生活するそれぞれの人々の視点から、幾様にも解釈の仕方があると思いますので、ここでは私の限られた経験を通してコロナ禍の社会を主観的に描くことに終始したかもしれません。という訳で、感染症の増え方や感染拡大を防御する方策に関する記載以外の部分は、一人の医師の医療社会学的雑感としてお受け取り頂ければ有難く存じます。

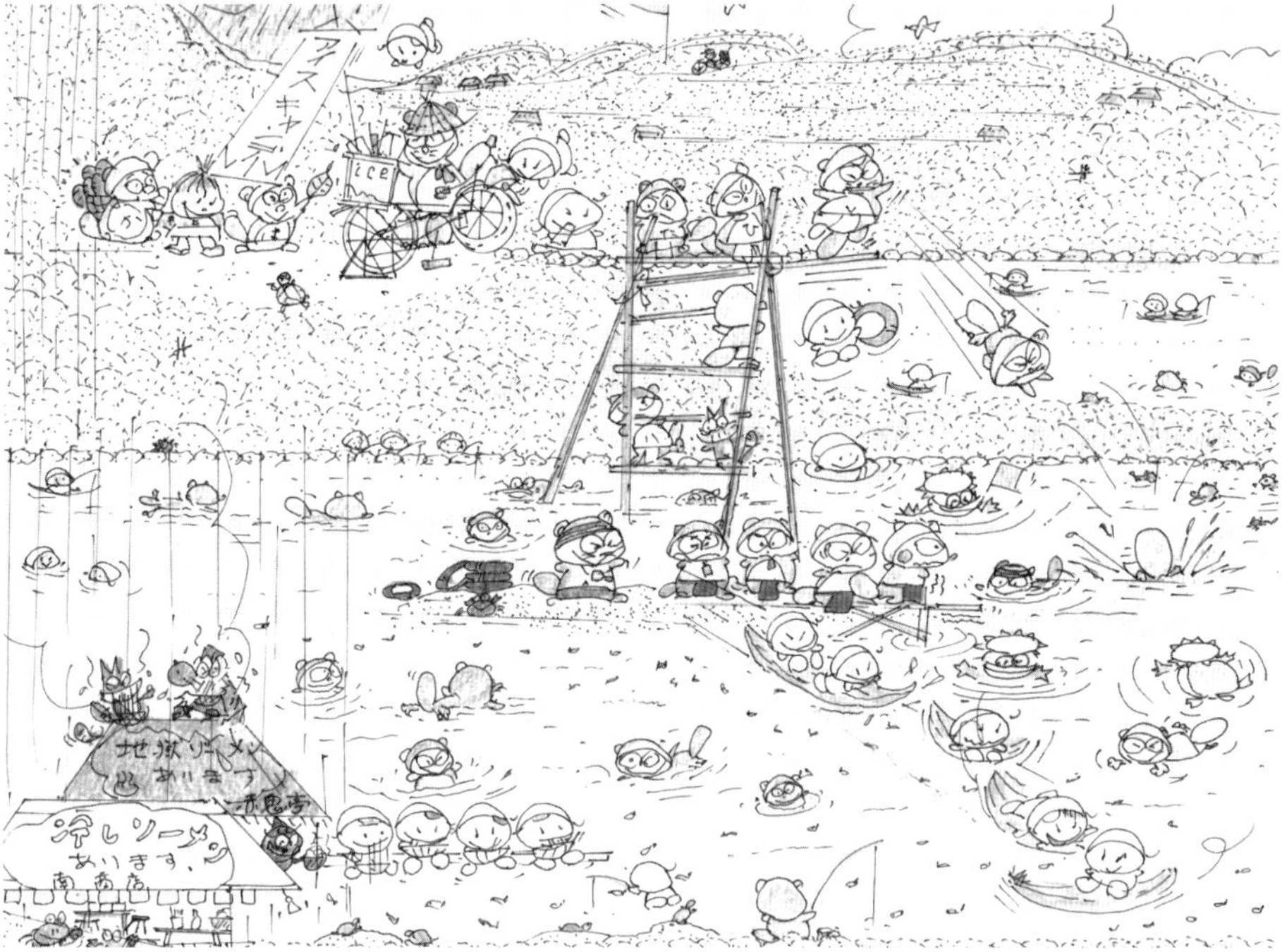

第3章

診療所における体験

（平林直樹）

先生！武漢からの患者です。

診療所が緊張に包まれたのは、２０２０年2月某日、その朝には横浜港沖に停泊しているクルーズ船「ダイヤモンド・プリンセス」から複数の新型コロナウイルスの感染が確認され、医療機関に搬送されていた。九州大学には１３００人の中国人留学生が在籍している。春節（中国の旧正月）を中国で過ごした留学生が1月末から福岡に戻り、その中で発熱し、診療所に受診する者もいたが、武漢以外からの帰国者は診療所で診るよう保健所から言われていた。すでに発熱自体断っているクリニックも出てきていた。そんな折のまさに武漢からの患者だった。私の判断だけでは診察できないと考え、保健所に連絡すると咳《せき》だけで熱がないからと診療所で診察するよう指示があった。さらに総長、大学のコロナ対策の責任医師に連絡し、診察することになった。N95マスクを装着し、武漢の海鮮市場からどれくらい離れたところにいたか、症状はいつ出たか等を問診し、レントゲン撮影し、肺炎像がないことを確認し、経過観察としたが、この対応で良かったのか不安が残った―。

唐突な文章から始めましたが、私が勤務する伊都診療所について少し説明したいと思います。当診療所のある九州大学伊都キャンパスは福岡市西区から糸島市

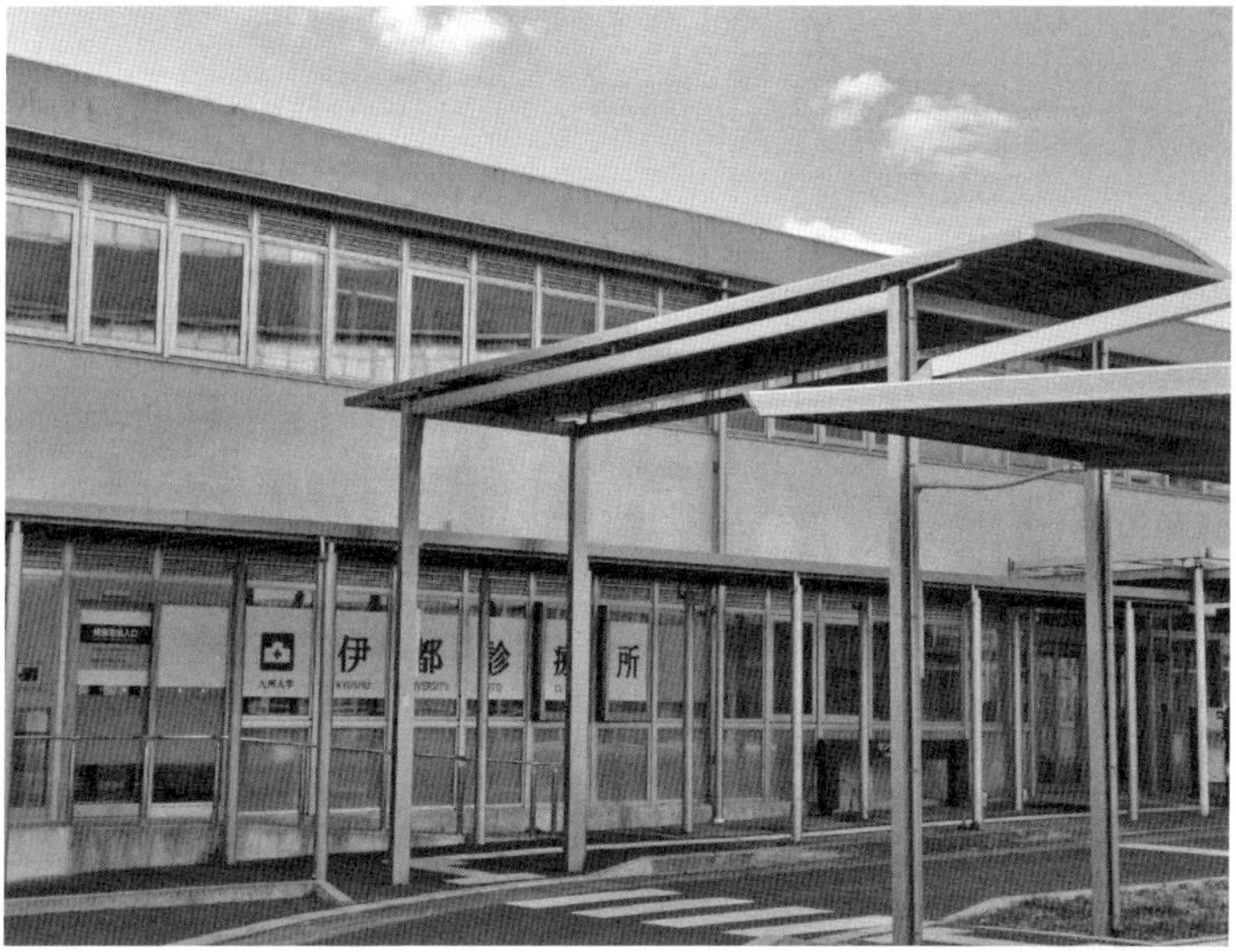

にかけての自然豊かな丘陵地帯にあり、２０１８年９月に箱崎キャンパスからの移転が完了し、学生、教職員１万９千人が通います。伊都キャンパス周辺に医療機関が乏しいことから、学生、教職員や地域の皆さまが病気について気軽に相談できる身近な医療機関としてキャンパス内に２０１９年2月に開所しました。診療科は内科、精神科で、精神科はキャンパスライフ・健康支援センターから非常勤医師を派遣してもらっていますが、私の専門が心療内科（内科疾患のうちストレスなどの心理社会的因子が密接に関与する病態を診療している）なので、心療内科で対応

可能と判断した精神科患者も私が診察しています。当診療所の特徴として九州大学が98カ国より留学生を受け入れていることから、外国人の方の受診の割合が多いことが挙げられます。特にホームドクター制度が一般的な国からの留学生は、様々な理由で来院され、日本語が話せない場合、紹介もしづらく、耳鼻咽喉科、皮膚科領域などの症状も可能な範囲で診るようにしています。

とはいえ、基本的に健康な学生が多く、長期休みも多い大学キャンパス内にある診療所なので、特に最初1年は集患に苦戦していました。開所した2019年2月は患者数計47人で、1日の患者数じゃないの?と言われ、その後もしばらく1日10人に満たないことが多かったです。そんな診療所ですが、冬は患者数が増えるチャンスです(不謹慎かもしれませんが)。しかし、2020年1月は様相が違いました。暖冬、そして手洗いや人混みを避けるといった新型コロナウイルス対策、インフルエンザ患者が激減しました。いかに感染予防が大事かを思い知らされ、インフルエンザは希少疾患となってしまったのです(この年医師となった研修医は医師3年目までインフルエンザは診ないことになります)。それでも私はせっせとインフルエンザ迅速検査をしていましたが、さらに激震が走ります。医師のメーリングリストで、「インフルエンザ迅速検査を行うときは、ごく低い確率とはいえ、新型コロナが混じっている可能性があり、十分な標準予防策をしないでこれを行ってしまい、もしその患者が後で新型コロナ陽性と診断されたら、インフルエンザ迅速検査を行った医師は濃厚接触に当たる」という情報が出回ったのです。十分な標準予防策とは、N95マスク、眼の防護具、長袖ガウン、手袋という完全防護を指します。当時の感覚では発熱患者全員にこんなことは到底やってられないというのが正直なところでした（その後、何百回と繰り返すことになるのですが）。しかし、後で新型コロナ陽性と診断されたら、濃厚接触者は2週間待機が必要となり2週間診療所を閉めなければなりませんし、風評被害も避けられません。やむなくエアロゾルが発生する手技は、控えることとしました。

新型コロナウイルス自体の検査をすべきかどうか。これをめぐって医師も真っ二つに分かれ大議論となっていました。今では医療者以外にも有名になったPCR検査ですが、これはウイルスの遺伝子を増幅させて検出する検査で、特殊な機械と工程が必要であるため、結果判定には数時間必要です。外部機関に検査を委託している医療機関が多いので、最終的に検査結果がわかるまで1~2日かかります。PCR抑制派は、軽症者に検査をしたら、検査を希望する軽症者が病院に殺到し、かえってそこで感染者が増え、また多く発見された軽症者で病院が溢《あふ》れて医療が必要な重症者の治療ができなくなると主張し、PCR推進派は、感染者を早期に発見して隔離し感染拡大を防止しようと主張していました。私はといえば、国が示した「風邪の症状や37・5度以上の発熱が4日以上続く」場合、帰国者・接触者相談センターに相談という目安に従ってひたすら経過観察を指示しましたが、実際は胸部レントゲンで肺炎でもない限り、保健所に相談してもPCR検査をしてくれることはありませんでした。オリンピックを控えていたこともあり「PCR検査を意図的に抑制し、感染者数を少なくみせかけているのでは」という憶測さえ呼んでいました。

そんな中で4月7日に福岡を含む7都府県で緊急事態宣言が発令されました。九州大学では、緊急事態宣言を受けて入学式は行わず、5月から始まった前期の講義も原則オンラインで実施し、学内への立ち入りやサークル活動などの課外活動も制限されました。診療所の患者は午前か午後ゼロという日が珍しくなくなり、1日に数人になりました。私は市の急患センターの深夜勤務もしていますが、そこでは37・5度以上の患者は全て宇宙服のような防護服を着て診察することになりました。耳も覆われていて、聴診器を使っても肺の音は聴こえません。当時は急患センターでも新型コロナウイルスの検査ができるわけではなかったので、疑わ

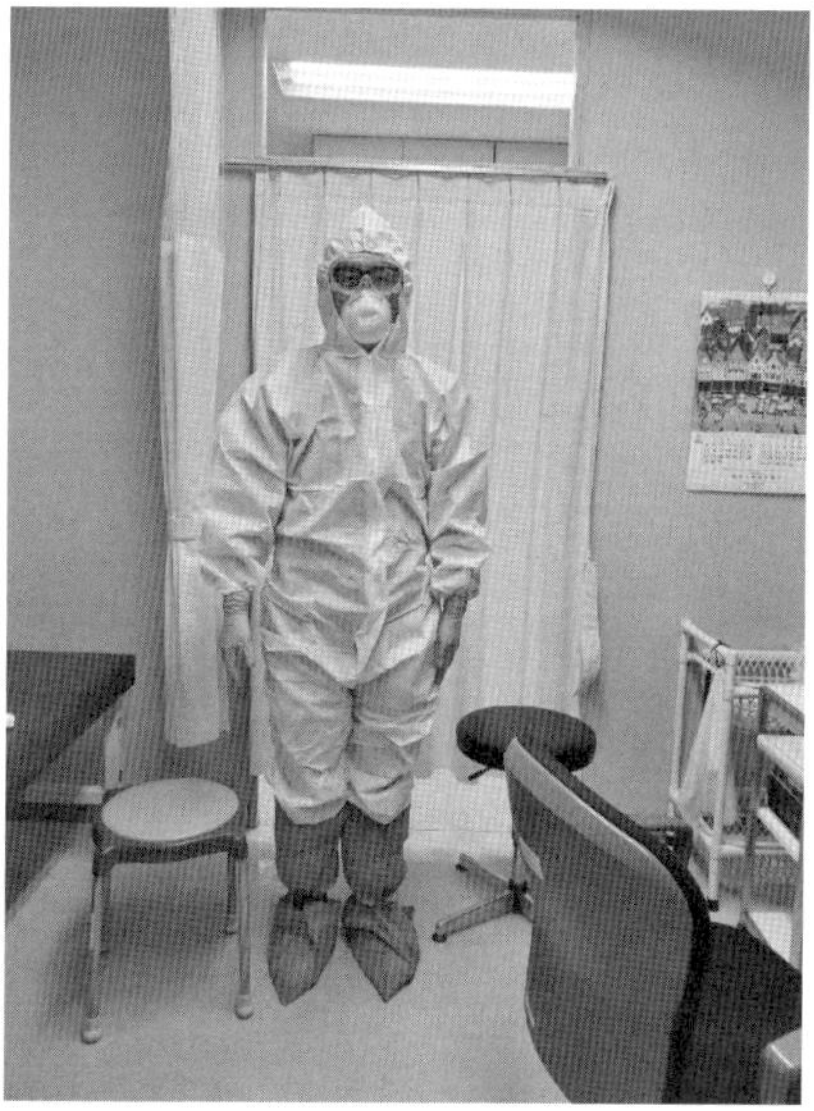

しければいきなり胸部ＣＴを撮影する方針となっていました。それでも当時はまだ身近に陽性者が出るほど感染者は増えていませんでしたので、緊張感はあるものの、どこか遠いものという感覚もありました。

「本日新型コロナ陽性と判明した学生が、４日前に診療所を受診しています。保健所に連絡をし対応を尋ねた方が良いと思います」

これまでの静寂を破り、大学のコロナ対策の責任医師からショートメールが来たのは８月に入ってすぐでした。当時はこれだけで所属する研究室、外来している大学病院、そして総長に連絡しないといけない大ごとになりました。どんなことを言われるか不安を感じながら、保健所の相談ダイヤルに連絡をしましたが、基本的な感染対策はしていたことから濃厚接触とはみなされず、事なきを得ました。また、同じ8月には大学から学生の濃厚接触者の検体採取を診療所でするように依頼がありました。保健所は濃厚接触者全員のPCR検査をするキャパシティーがないため、診療所で検体採取して、大学病院に搬送してPCR検査すると言うのです。ここまで検体採取する機会がなかったので、1人採取する毎に防護服は毎回変えるべきなのか、換気は、消毒は、と緊張しましたが、九大病院の感染症の専門の看護師に教えていただき無事17人の検査を終えることができました。壁の方を向いてもらい、背後から鼻に綿棒を挿入するよう教えてもらったのですが、斬新だけど、飛沫を浴びるリスクの少ない安全な方法だと思いました。一方でこの頃には、市の検査体制が整い、感染が疑われる場合は、市のドライブスルー検査を依頼できるようになっていました。

初めて新型コロナを自分で診断したのは、2021年正月三が日の市の急患センター深夜勤務でした。急患センターでは抗原検査を導入開始していました。これはウイルスの蛋白を検出する検査で、15分以内に結果が出ますが、症状が出てすぐは陰性になってしまいます。なんと日勤で15人、準夜勤で5人が新型コロナ陽性となっていました。第3波によるオーバーシュート（爆発的な感染者増加）でした。私もいやおうなしに新型コロナ患者を診察することになり、新型コロナ

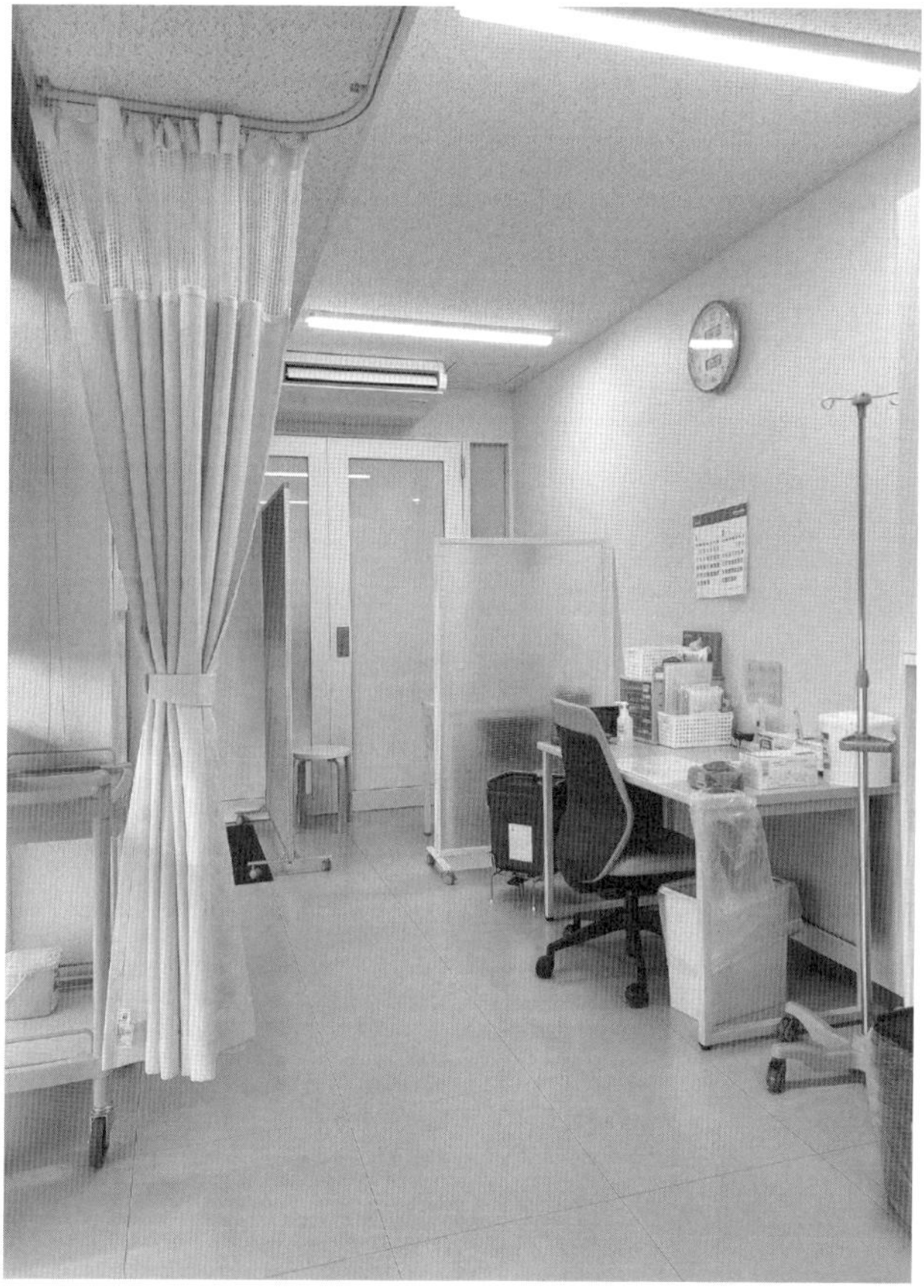

陽性患者用のプレハブ小屋で透明のアクリル板越しに３人の陽性患者を診察し、新型コロナウイルス感染症の発生届を記入しました。全てこの時が初めてでした。

第3波も2月中旬には落ち着き、そして2月17日医療従事者を対象に新型コロナウイルスワクチン接種がスタートしました。4月12日から高齢者への接種も始まりましたが、一方、第4波で患者数が増加し、医療体制が逼迫《ひっぱく》しました。5月に入り、市中病院で働く先輩、後輩からは、「コロナ陽性者が自宅待機中に状態悪化しての救急受け入れ要請が5例ありました」「福岡の医療崩壊も近いです」という連絡があり、コロナ病床もそれぞれの病院で3→12床、25→50床に増やすということでした。

先輩や後輩が新型コロナの重症患者を診ている中、診療所でできることはないかと考え、コロナ補助金制度を利用して、核酸検出検査装置「ID　NOW」を購入することにしました。通常患者とは分離して診察しないといけないため、診察場所の確保のために奔走し、診療所の隣の留学生センターの一室を借りられることになり、6月以降は、発熱外来を開始し、同時に新型コロナウイルスワクチン接種も開始することとしました。ID　NOWはPCRと同様に遺伝子を増幅させて検出する機器なのですが、PCRとほぼ近い精度にもかかわらず、13分以内に結果が分かるという優れものなのです。試薬が高額で、検査する看護師には感染リスクとミスできない緊張から多大な負担をかけて申し訳なかったですが、これで学内での急な発熱にも対応できますし、特に近隣のクリニックへの受診にはハードルを感じるであろう留学生の発熱も受け入れることができます。コミュニケーションが不十分な中で鼻に綿棒をつっこむという不快な手技を行う看護師には負担をかけましたが、アジア、アメリカ、南アメリカ、ヨーロッパ、アフリカと様々な国の留学生の核酸検出検査を行うことができました。実際、核酸検出検査が必要と判断した症例のほとんどにおいて、検査を実施できましたが、なぜかなかなか陽性になりません。50人近く陰性が続くので、機械が壊れていないか不安になっていましたが、２０２２年1月ついに陽性1号が出ました（喜ばしいことではないですが、装置が壊れていないことが確認できました）。そして、その後は陽性が続出し、半分以上陽性となりました。オミクロン株による第6波でした。

ここまで内科医視点で診療所や急患センターでの経験を書きましたが、心療内科視点からコロナ禍で経験したことも書きたいと思います。心療内科では、医学的に説明できない身体症状（Medically Unexplained Symptoms）をよく診ます。これは十分な診察や検査等をしても、その原因を医学的に説明できない症状です。例えば、息が苦しいという学生が診療所に受診した場合、まず内科医視点で聴診したり、胸部レントゲンを撮影したりして、鑑別疾患を考えるところから始めますが、器質的疾患が考えにくい場合は、心療内科視点から身体症状が始まる前にさかのぼって相応のストレスがなかったか、心理社会的背景を尋ねていきます。コロナ禍では大学に入学し、1年以上経つがオンライン授業ばかりで一度も同級生と対面して話したことがないという学生が受診しました。本人はそれがつらいなどと、はっきりと言語化しないのですが、心療内科では自分の感情に気づきにくく、気持ちを伝えるのが不得手な特性（失感情症）があると、身体症状を呈しやすいという考え方があります。また私は心療内科で対応可能と判断した精神科患者も診ていますが、コロナ禍では精神科の新患（新しく診療を受けにきた患者）も幾つかのパターンがありました。コロナ予防の手洗いがきっかけとなって、それがどんどん過剰となり、生活に支障をきたす強迫症の学生。学校に行く必要がないからと夜更かしが続き、昼夜逆転し、どうしても朝が起きられなくなったという睡眠相後退症候群の学生。サークル活動が禁止され、学生生活が描いていたものと違ったと明確に訴えたうつ状態の学生。最も楽しいはずの大学生活を新型コロナウイルスの世界的蔓延《まんえん》という未曾有の事態に狂わされた学生の気持ちと孤立した生活を想像すると、診察していて心が痛みました。

さらに、いわゆるコロナ後遺症が疑われるケースも何例か診察しました。典型的なコロナ後遺症では、新型コロナウイルス感染後に長期に倦怠感《けんたいかん》が続きます。実は以前から何らかの感染症後に倦怠感が持続するケースは、慢性疲労症候群と言われ、原因不明なため心療内科で診察することも多くありました。心療内科医として心理社会的背景を聴取するのですが、原因となるストレスがはっきりせず、無力感と病態への興味を抱き続けていました。コロナ後遺症と慢性疲労症候群が同じメカニズムで起こっているかはまだ分かりませんが、2022年には、最も権威ある科学雑誌の1つである『Nature』に新型コロナウイルスに感染すると認知機能や嗅覚に関連する脳部位の容積が減少することが報告されました。未だ分かっていないことが多いものの、世界の注目が集まっていることから慢性疲労症候群時代と比べて急速に研究が進んでいます。これを機にコロナ後遺症と慢性疲労症候群両方の病態と治療法が解明されることを切に願います。

私は大学に所属しているので、研究も行っています。生活習慣や心理社会的要因と脳容積との関連が専門ですが、ここで私の論文を一つ紹介したいと思います。全国の8地域からなる「大規模認知症コホート研究」に参加した65歳以上の認知症を有しない8896名の脳MRI検査や健診データを用いて、交流頻度と脳容積との関連を解析した研究です。交流頻度は、「同居していない親族や友人などとどの程度交流（行き来や電話など）がありますか？」という質問によって毎日、週数回、月数回、ほとんどなしに分類しました。その結果、交流頻度の低下に伴い脳全体の容積や記憶や表情の認知、共感性などの認知機能に関連する脳部位の容積が有意に低下していました。社会的孤立による健康への影響は喫煙に匹敵するとされますが、脳萎縮や認知症発症を予防する上でも、他者との交流頻度を増やし、社会的孤立を防ぐことが重要であることを示唆する研究です。コロナ禍で社会的孤立がより一層深刻な社会的問題となっていることを受けて、この研究は評価され、米国神経学会からプレスリリースされました。

この原稿を書いている２０２４年1月現在は、診療所の隣の留学生センターと診療所の間の廊下を改装して作った新しい部屋で日々発熱外来をしています。刻々と変化しますが、現在は新型コロナ、インフルエンザA型、インフルエンザB型がどれも同じくらいの割合で陽性になります。診療所の患者も増え、看護師を2人に増やしました。12月まではインフルエンザワクチン接種も行っていたので、発熱外来、ワクチン、精神科患者も、目の回るような忙しさでしたが、発熱外来やワクチン接種にコロナ禍でうつ状態となっていた学生が受診し、元気になった姿を見るとポストコロナあるいはウィズコロナの希望を感じます。まだまだ全貌がつかめない感染症ですが、一医師として引き続き注視していきたいと思います。

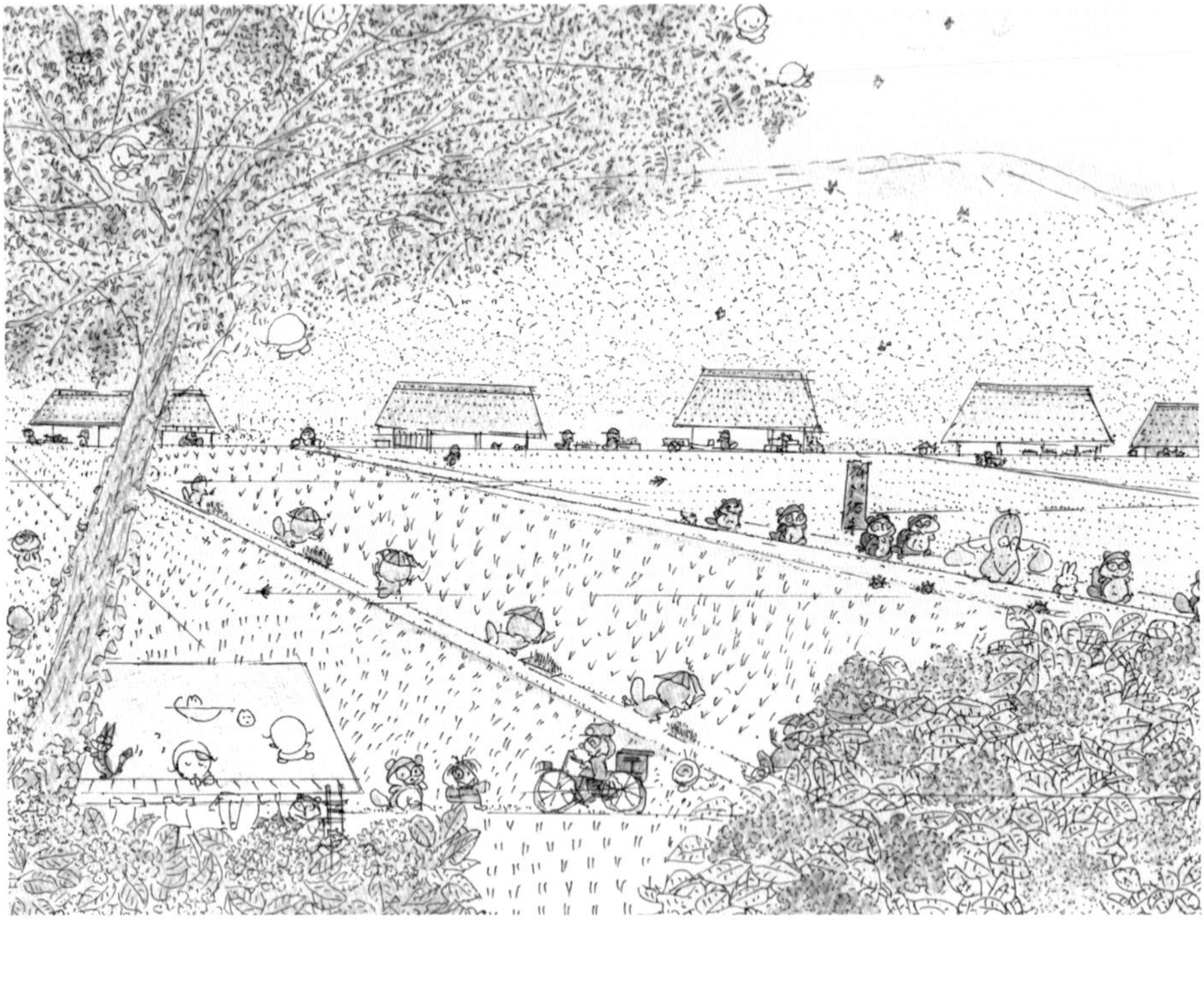

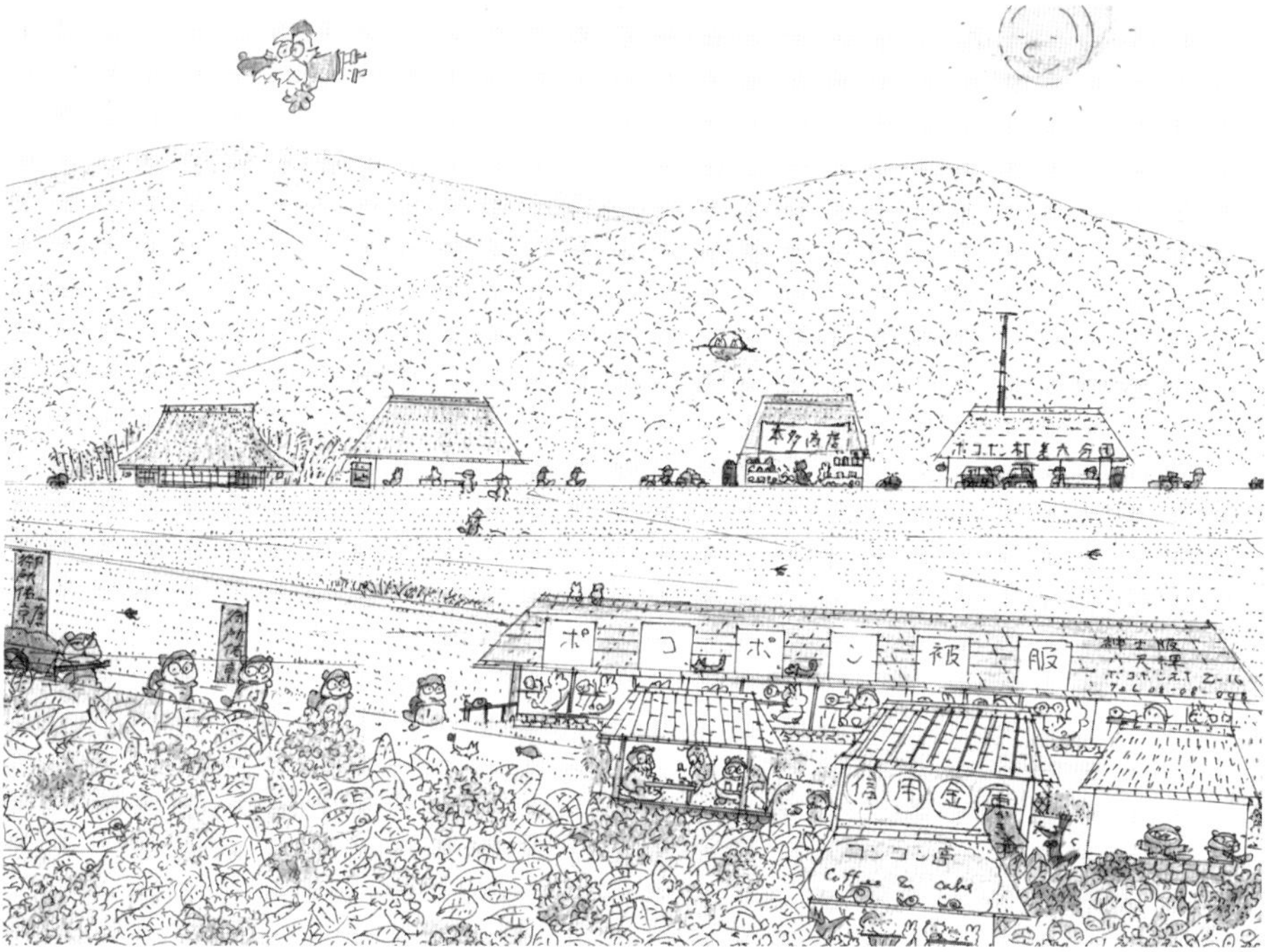

第4章

心理相談における体験と対策

(面高有作)

新型コロナウイルス感染症（以下、コロナ）の感染拡大により、世界規模で様々な影響を受けました。その間、多くの人が何らかの制約を強いられ、窮屈な生活を過ごしました。高等教育の領域における心理臨床でも他領域と同じようにこれまでに経験のない対応を求められました。世界的な感染拡大が徐々に落ち着き、日常の生活を取り戻しつつある今においても、なお試行錯誤の対応が続いていいます。新型コロナウイルス感染症やそれに関連した制約下での生活は、子どもから大人までそれぞれに深い爪痕を残しました。本稿では、大学で心理臨床活動を行う筆者が日々の臨床や研究を通じて感じた学生の困難と、大学での取り組みについて報告させていただきます。

1. 新型コロナウイルス感染症が拡大するなかでの工夫

筆者が所属する九州大学では、心理相談や健康相談、合理的配慮の相談等を含めた包括的な支援を提供する機関として、キャンパスライフ・健康支援センター（以下、ＣＨＣ）があります。学生相談室（心理相談等）、健康相談室（健康相談等）、インクルージョン支援推進室（障害者支援）、コーディネート室（連携支援）、健康開発・情報支援室（健康情報の発信等）の五つの室が有機的に連携して、支援を提供しています。

コロナ前までは、九州大学の四つのキャンパスに設置している六つの拠点それぞれで対面と電話での受付をしていました。実際の相談対応は遠方に住んでいる家族からの相談をのぞいて、基本的には対面でした。また、来談する学生や教職員、家族等はホームページや紹介者からの情報をもとに、どの窓口に相談するのか自分で決めて相談を申し込んでいました。そのため、相談希望者からは、「どこに相談したらいいのか分からない」という声もありました。そこで、窓口を一本化して「ワンストップ」を作る構想がありましたが、なかなか実現しませんでした。そのような中、新型コロナウイルス感染症の感染拡大がありました。

２０２０年度の初めから、コロナの感染拡大を防ぐための行動制限により学生が大学のキャンパスに立ち入ることができなくなり、また、スタッフも在宅勤務が始まったことにより、いかにして学生や教職員からの相談を受け付けるのか、支援スタッフ同士がどのように連携して包括的な支援を提供していくのか、が課題になりました。これは、全国の大学の学生支援はどこも似たような状況に置かれていたと思います。九州大学では、コロナ感染拡大前からの「ワンストップ」の構想を実現し、受付窓口を「ＷＥＢ相談受付フォーム」（面高ら，２０２１；Omodaka et al. 2021；緒方ら，２０２２）に一本化しました。実際には、学生や保護者、教職員がＷＥＢ相談受付フォームに入力すると、コーディネート室が電話等で聴き取りを行い、適切な支援につなげる体制を構築しました。そのことにより、相談者は複数の支援につながることや、効果的な順番で支援につながることができるようになりました。コロナによりできなくなったことを挙げるとキリがありませんが、「ワンストップ」窓口はコロナを契機に変えることができた事の一つだと思っています。「受付フォーム」は、Ｐ154～157に掲載しています（日・英・中国版）。

2．コロナ禍に相談に来ていた学生たち

コロナの感染拡大がはじまった時期にどのようなことが学生に起きていたのか、二つの研究から見ていきたいと思います。

一つ目は、WEB相談受付フォーム（以下、フォーム）のデータを元にした、コロナ禍初期（2020年5月から7月中旬）とコロナ前（2018年および2019年の同時期）の来談者情報の比較（面高ら，2021：Omodaka et al, 2021）です。「支援対象学生の属性」、「相談者の来談経路」、「相談者の主要な相談内容」、「相談後の連携状況」について見ていきます。まず、「支援対象学生の属性」について、相談者全体での大学院生の占める割合がコロナ前と比べて約2・8倍に増加していました。このことより、新学期が始まる時期であり教職員や支援スタッフの関心は学部新入生に向かいますが、大学院生にも注意を払う必要があると考えられました。特に、他大学出身者の適応上のリスクの高さについては、これまでも指摘されている事柄です（小田ら，2018）。本学を含め大学院教育に力を入れている大学は、他大学からの大学院進学者がいること、大学院生は研究室という閉じた関係性の中に身を置きやすいこと、を踏まえた対応が必要になります。

次に、「相談者の来談経路」について、学生本人のアクセスがコロナ前の約5・4倍でした。従来の来談や電話による相談申し込みと比べて、フォームへの入力は心理的障壁が低くアクセスし易い環境であったと思われます。初めての場所や

（デジタル・ナレッジ，２０２０）によると、２０２０年度のオンライン授業実施率は97％に達し、それ以前の実施率が約４％であったことを踏まえると急激な修学環境の変化であったと考えます。

そこで、二つ目として、この急激な修学環境の変化の影響を受けたと思われる学生を対象とした調査研究（松田ら，２０２２）の一部を報告します。

オンライン授業の実施が急激に進む中、オンライン授業を中心とした修学環境に適応しづらい学生が一定数います。授業の動機づけを高めづらいことや、情報リテラシーやネット環境の差で「おいてけぼり」の状態の学生がいることが指摘されています（例えば、望月，２０２１）。

九州大学では前期と後期の終わり（9月ごろと3月ごろ）に低単位取得状態にある学生を抽出して、履修登録支援や心理相談を含むパッケージプログラムを提供してきました（加来ら，２０２０；松田ら，２０２１）。コロナによる行動制限下においても取り組みを継続し、低単位取得学生の数をモニターしていました。そのような中、２０２０年度前期終了時点の低単位取得学生数と前年同時期の学生数とを比較すると、約１・４倍に増加していました。急激な修学環境の変化に取り残される学生も多少いるかもしれないと考えていましたが、我々の想像を超えた状況に危機感を覚えました。スタッフと話し合い、取り残されつつある学生にどのようなことが起きているのか、学生一人ひとりに聞いてみることにしました。筆者らは低単位取得学生の中でも、どこの支援にもつながっていなかった学生（12名）を抽出して、学生支援の経験を有する専門スタッフの3名（臨床心理士、精神保健福祉士）が「修学」「生活」「対人関係」について半構造化インタビューを行いました。結果、「生活」と「対人関係」についての問題認識は学生と専門スタッフとの間で認識がほぼ一致しましたが、「修学」については評価が異なりました。学生は専門スタッフと比べて修学の問題について認識できていない可能性が示唆されました（図）（表）。

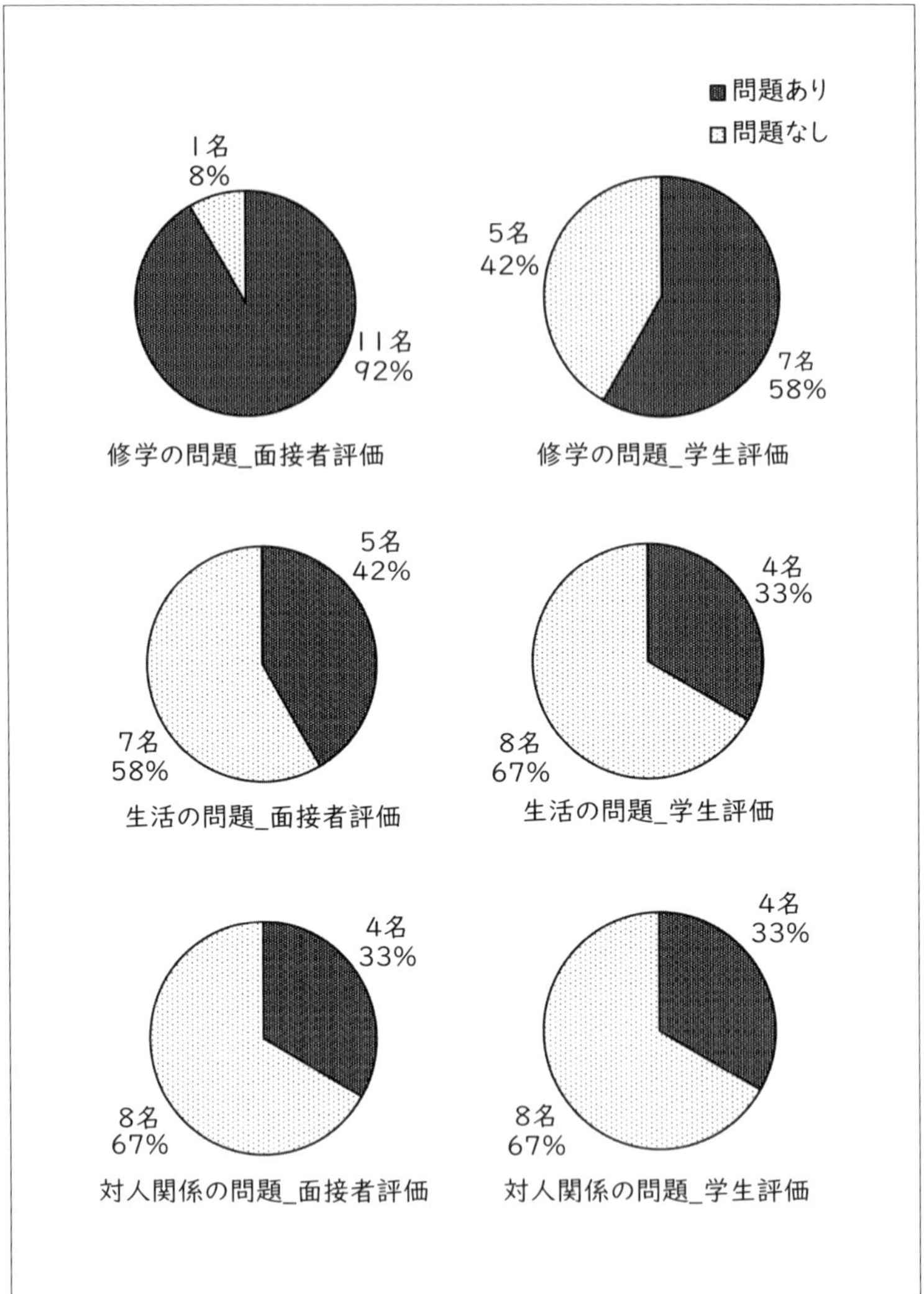

図. 学生と面接者（専門スタッフ）からみた修学・対人関係・生活の問題の有無

分類	内容（一部）
修学	・ PC操作やMoodle（九州大学で使用している学習管理システム）の使い方が分からずに資料の確認やレポートが提出できなかった。 ・ オンライン授業になってモチベーションを維持することが難しく、やる気がでない。 ・ 内容が分からなくなっているが、オンラインだと先生や同級生に質問ができない。
生活	・ 生活リズムが乱れている。 ・ ほとんどオンライン授業なので、家から出ることなく過ごしている。 ・ 授業のことを考えると不安になったり、気分が落ち込んでしまったりすることがある。
対人関係	・ 学科での関わりもなく、友人ができない。 ・ すでに学科内でグループができており、その輪に入ることができない。 ・ グループワークの授業で、同じグループの人に相談ができずに資料がもらえなかった。

表. 低単位学生への個別聴き取り内容の一部抜粋

インタビューの結果より、①修学の問題が実感しづらいほどに他の学生との交流がなく孤立していること、②生活や対人関係については問題意識を共有しやすいこと、が推察されました。これらの結果を、学部や学府（大学院）ごとに設定されている学生相談担当教員との会議の中で報告し、学部や学府で行った学生支援の取り組み（例、オンラインお茶会、オンライン個別面談など）に生かしてもらいました。

4. コロナを経験し、あらためて感じる大学の学生相談カウンセラーの役割とは

困っている学生と接する我々学生相談カウンセラーは、学生の声なき声を拾い、まだ見えない迫りくる危険を感知して周りに知らせる、いわゆる「炭鉱のカナリア」的な役割も担っていることを、コロナ禍になりより強く感じるようになりました。目の前の来談者に丁寧に対応することに加えて、日々の臨床から得られた知見を関係者と共有し、より良い教育環境を一緒に構築していくことも高等教育

の領域で働くカウンセラーの役割だと考えています。

文献〉

1）面高有作・加来春日・松田優里奈・佐藤武・丸山徹（２０２１）新型コロナウイルス感染拡大防止対策下で学生支援を求める来談者のプロフィールはどう変化したのか-ＷＥＢ相談受付フォーム導入の試み-、大学のメンタルヘルス、Vol.4, 128-133.

2）Omodaka Y, Kaku H, Matsuda Y, Sato T, Eguchi K, Oda S,Maruyama T. Development of a Web Consultation Reception Form under the COVID-19 pandemic: About one year of achievement. INFORMATION 24 (3), 165-174, 2021.

3）緒方敦子・面高有作・松田優里奈・松尾寿栄・佐藤武・丸山徹（２０２２）コロナ禍の学生支援における利用者動向 ―Ｗｅｂ 相談受付フォーム導入後 1年経過時の報告―、CAMPUS HEALTH、59 (2), 63-69.

4）小田真二・高松里・福盛英明・船津文香・松下智子・吉良安之（２０１９）他大学出身の大学院入学者に向けた心理的支援：２０１７―１８年度の実

践から，九州大学学生相談紀要、5, 29-36.

5）武末希子・恵美須文枝・志自岐康子・城生弘美・水戸優子・金壽子（1998）「抑制」、「固定」、「拘禁」、「拘束」に関する文献の動向-1973年から25年間の国内文献について-、東京保健科学学会誌、1 (1), 49-53.

6）遠藤辰雄（1986）拘禁状況における精神病理・社会心理学研究、1(2), 12-18.

7）デジタル・ナレッジ（2021）大学におけるオンライン授業の緊急導入に関する調査報告書 (2021/07/16) https: //www. digital-knowledge. co. jp/archives/22823/

8）松田優里奈・面高有作・緒方敦子・松尾寿栄（2022）コロナ禍における修学環境の変化が学生に及ぼす影響についての考察、CAMPUS HEALTH、59 (1), 281-283.

9）望月崇司（2021）オンライン授業の導入と今後の課題 ―オンライン授業と対面授業の比較から得られた課題とは―成田会・研究ジャーナル、2, 19－36.

10）加来春日・面高有作・丸山徹（2020）教育組織との連携による低単位

学生を対象としたスタートアップ説明会の取り組みとその効果について、九州大学学生相談紀要・報告書、6, 49-56.

11）松田優里奈・面高有作・加来春日・丸山徹・佐藤武（２０２１）低単位学生を対象としたスタートアップ説明会の取り組みとその効果、九州大学学生相談紀要・報告書、7, 49-54.

（日本臨床心理会雑誌　特集　パンデミック下における入学・就職の困難と適応「大学生がパンデミック下で経験した困難と学生相談期間での対応」を加筆修正した）

Web　相談受付フォーム

（九州大学キャンパスライフ健康支援センターホームページより）

フォーム入力（日本語版）

必須 相談者メールアドレス

必須 確認のためもう一度

相談者

本人

関係者

必須 相談者のお名前

相談者の所属

必須 電話番号

あなたが相談したいのはどなたについてですか？

学生

教職員

あなたが、相談したい方のお名前

以前に、キャンパスライフ・健康支援センターを利用したことがありますか。

あります

ありません

覚えていません

困りごとの内容（複数回答可）

コロナウイルス感染症に関すること（身体面）　コロナウイルス感染症に関すること　勉強のこと（学生）　仕事のこと（教職員）　人間関係（学生同士、教職員同士、教職員と学生の関係も含みます）のこと　生活のこと（住むところ、食事など）　経済的なこと　病気症状や障害のこと　大学での過ごし方のこと　進路や就職のこと　その他

必須 送信確認

上記送信内容を確認したらチェックを入れてください

確認画面へ

フォーム入力

必須相談者メールアドレス

必須確認のためもう一度

相談者

本人 関係者

必須相談者のお名前

相談者の所属

必須電話番号

あなたが相談したいのはどなたについてですか？

学生 教職員

あなたが、相談したい方のお名前

以前に、キャンパスライフ・健康支援センターを利用したことがありますか。

ありますありません 覚えていません

困りごとの内容(複数回答可)

コロナウイルス感染症に関すること（身体面）

コロナウイルス感染症に関すること・勉強のこと(学生)

仕事のこと（教職員）・人間関係(学生同士、教職員同士、教職員と学生の関係も含みます)のこと・生活のこと（住むところ、食事など）・ 経済的なこと ・病気症状や障害のこと ・大学での過ごし方のこと ・進路や就職のこと ・その他

必須送信確認

上記送信内容を確認したらチェックを入れてください

確認画面へ

Application form（英語版）

required Your email address

required Your email address

Client

person

related person

required Your name

Affiliation of client

required Contactable phone number

Whoes problem do you want to consult?

student

faculty members

The name of the person you want to consult

Have you used the Center for Health Sciences and Counseling before?

Yes.

No.

Contents of trouble (multiple answers possible)

New coronavirus (physical aspect) New coronavirus (psychological aspect) Study (student) Work (faculty and staff) Interpersonal relations (including student and student, faculty and facult members, and students and faculty members) Life (place to live, meal, etc.) Financial things Financial things How to spend the time at university Career and employment Other

Confirmation

填写表格（中国語版）

必須 咨询人的电子邮件地址

必須 请再次填写电子邮件地址

咨询人和咨询对象的关系

本人

相关人员

必須 咨询人姓名

非咨询人本人，请填写你们之间的关系

必須 咨询人的联系电话

咨询对象

学生

教职员工

咨询对象的名字

咨询对象是否接受过校园生活・健康支援中心的咨询服务？

有.

没有.

本次想咨询的内容（可多选）

关于新冠病毒（身体方面） 关于新冠病毒（精神方面） 关于学习（学生） 关于工作（教职员工） 关于人际关系（同学之间，教职员工之间，包括师生关系） 关于生活问题（吃、住等） 关于经济问题 关于疾病症状或残障等问题 关于大学的生活方式 关于升学或就职等问题 其他

下一步(进入确认画面)

おわりに

コロナはなぜ人類に挑んできたのでしょうか。また、私たちはコロナの生態にどんな悪いことを犯していたのでしょうか。地球における人類は、その傲慢さゆえにウイルスと共存できなかった。こういう人類の愚かな姿勢は、生物との関係に限らず、人類同志の戦争の中でも垣間見ることができます。地球が寸時に住めなくなる原子爆弾、水素爆弾がすでに作られており、誰かがそのスイッチを押す寸前にまできています。

人類は、さまざまな生物が共存していくという視点より、誰が強いか競い合っている時代となり、次元の低い世の中になっています。その一方で、私たちがどうすることもできない自然の変動から生じる地震の問題もある。これは争いの問題ではなく、どうすることもできない地球の自然現象でもあります。

いずれにも共通している事実は、まだ原因が科学的に解明できない、安全な方法で防ぐことができないことでしょう。

そんなスケールの大きな世界的規模の問題はさておき、身近な出来事として、いじめ、ハラスメントが小学校に限らず、大人の世界でも頻発しています。自分さえよければ、よいという風潮が広がっています。私たちは、自分の小さな家族を守ることだけでも精一杯。結局、強い立場の方が弱い立場の方の「アラ」を探し、攻撃していく姿はみっともないと思われますが。私もこれまで数回の経験と日々の臨床経験、新型コロナに関する体験から得られた体験から提唱したいキーワードは「信」「尊」「愛」にまとめられます。このワードを提唱して本書を終えることにします。

信はお互い信頼できる関係、安心してコミュニケーションができます。尊はお互い尊敬できる関係であり、リスペクトできる前提で物事は処理されていくものと思われます。愛は誰もがもっている人類愛です。どんな人でも人としての価値を認めて、偏見に支配されないで会話ができること。倒れている人を見ると助けること。どれがかけても人間関係は破綻していくこと。些細なトラブルでも、関係は崩れた場合、非常に繊細な性格の持ち主は泣きさけび、とびこんで受診されること。自分の辛さを十分に表現されることで、一時の安心感が得られること。

この現象は、会社だけに生じるものではありません。学校現場、夫婦関係、親子関係など。さまざまな人と人が交流する場で生じています。みんな疲れているのでしょうか。余裕がないのか、自分の判断に過信しているのか、結果として、被害者は職場を離れてしまうことが多いようです。トラウマになると、その場に近づくことすらできず、逃げたくなるような衝動にかられます。人間不信に陥り、出勤できなくなる、その町に近づくのさえ、恐怖感をおぼえ、回り道してしまう、などが比較的よくみられる現象です。

解決法は、非常に難しいのですが、お互い水平な関係で、自由に意見を述べ合い、理解すること。こんな簡単なことができなくなりつつある現代社会や組織は、いずれ破綻していくのだろうと思われますが、ほとんどの場合、被害者は治療を受けなければならないうつ状態に陥っていくようです。

本書では、さまざまな立場から新型コロナで生じた問題で問題解決のために奔走された先生方のドキュメンタリーです。その跡型が読み取られましたら、本書の目的が達成されます。繰り返しになりますが、共存、共生、助け合いの精神をもって、現在および将来、困難な問題を乗り越えていきましょう。

本当のところ、コロナの本質的な問題は、コロナウイルスにしかわからないのでしょうね。

佐藤　武

謝　辞

なお、挿絵につきましては、中嶋　稔さんによるものです。私たちの記憶の片隅に残っている幼い頃の風景を鉛筆を用いて、細かく描写していただきました。いつも私たちのこころを癒やしてくれます。心から感謝申し上げます。

佐藤　武

2024（令和6年）8月

【執筆者一覧】

佐藤　武

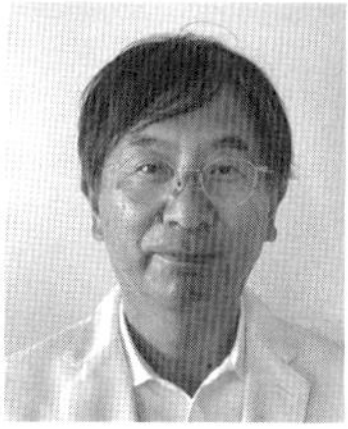

はーと・なう心療クリニック院長
九州大学伊都診療所
元佐賀大学保健管理センター教授（センター長）
元九州大学キャンパスライフ・健康支援センター教授

青木洋介

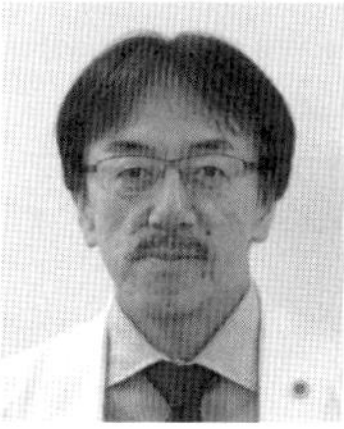

佐賀大学医学部附属病院・感染制御部　部長（教授）

平林直樹

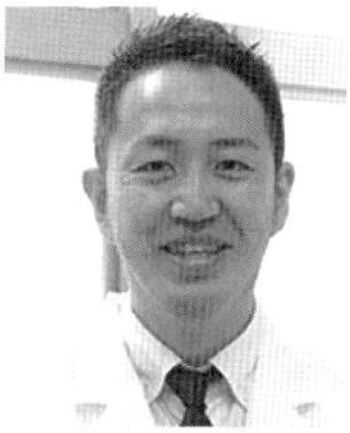

九州大学伊都診療所・所長

面高有作

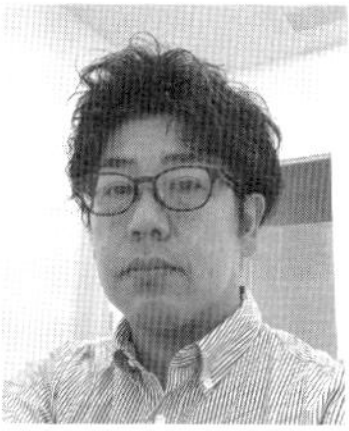

九州大学キャンパスライフ・健康支援センター・准教授